PROJET D'HOPITAUX MIXTES

ALLOPATHIQUES ET HOMŒOPATHIQUES

PROJET DE DISPENSAIRES MIXTES

MÉMOIRE ADRESSÉ

A MM. LES ADMINISTRATEURS DES HOPITAUX

PAR

LE DOCTEUR GALLAVARDIN.

Les malades de la classe aisée, quand l'Allopathie ne peut les guérir, utilisent les ressources nouvelles de l'Homœopathie. Pourquoi la charité publique n'accorderait-elle pas aux malades des hôpitaux ce libre choix du traitement, aujourd'hui privilége de la fortune, demain soulagement commun offert à tout homme souffrant? Ce serait inaugurer une ère nouvelle dans l'Assistance médicale.

A LYON
CHEZ SAVY, LIBRAIRE,
place Bellecour, 21.
A PARIS
CHEZ J.-B. BAILLIÈRE ET FILS, LIBRAIRES,
rue Hautefeuille, 19.

1861

PROJET D'HOPITAUX MIXTES

ALLOPATHIQUES ET HOMŒOPATHIQUES

PROJET DE DISPENSAIRES MIXTES

MÉMOIRE ADRESSÉ

A MM. LES ADMINISTRATEURS DES HOPITAUX

PAR

LE DOCTEUR GALLAVARDIN.

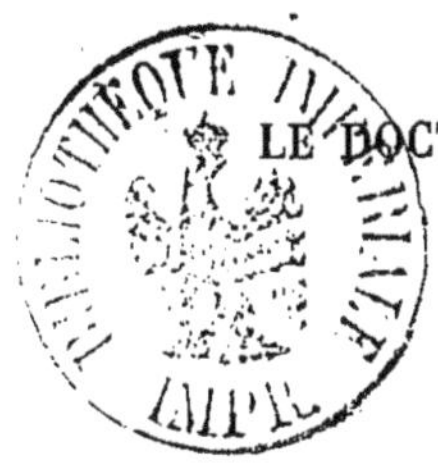

Les malades de la classe aisée, quand l'Allopathie ne peut les guérir, utilisent les ressources nouvelles de l'Homœopathie. Pourquoi la charité publique n'accorderait-elle pas aux malades des hôpitaux ce libre choix du traitement, aujourd'hui privilége de la fortune, demain soulagement commun offert à tout homme souffrant? Ce serait inaugurer une ère nouvelle dans l'Assistance médicale.

A LYON
CHEZ SAVY, LIBRAIRE,
place Bellecour, 21.

A PARIS
CHEZ J.-B. BAILLIÈRE ET FILS, LIBRAIRES,
rue Hautefeuille, 19.

1861

TABLE DES MATIÈRES

Avant-Propos .... page 1-10

Le médecin éclectique et les médecins exclusifs (Allopathes, Homœopathes) 4-9

Chapitre I. — Historique des huit hôpitaux Mixtes et des dispensaires Mixtes actuellement existants.................... 11-16

Chapitre II. — Expérimentations du traitement Homœopathique dans les hôpitaux à Lyon, Marseille, Paris, Bourgueil, Carentan et Thoissey.................................... 17-30

Sa triple supériorité sur le traitement Allopathique constatée *officiellement*...................................... 25-30

Chapitre III. — Personnel de l'Homœopathie en 1860 : médecins, hôpitaux, dispensaires, écoles, pharmacies, livres, journaux 31-38

Chapitre IV. — Pourquoi les médecins Allopathes repoussent l'Homœopathie ? — Quelle est leur compétence pour juger cette méthode thérapeutique ?........................ 39-77

Pourquoi l'auteur adresse son projet d'hôpitaux Mixtes à MM. les Administrateurs des hôpitaux et non aux membres du corps médical 39-41

Qu'est-ce que l'Homœopathie ? 42-47

Les fâcheuses variations de Hahnemann dans sa vieillesse. 47-50

Comment les premiers Homœopathes auraient dû exposer l'Homœopathie 50-51

Les globules, ou doses infinitésimales................. 52-55

En France, les premiers Homœopathes, la plupart du moins, exposèrent l'Homœopathie de façon à la ridiculiser pour un demi-siècle 55-62

Ignorance des médecins Allopathes sur la question de l'Homœopathie. Ses causes .... page 60-64
Quelques exemples de ce fait........................ 64-70
Les écrivains de la presse Allopathique et les membres de l'Académie de médecine eux-mêmes ignorent jusqu'aux noms des médicaments Homœopathiques! 66-70
Hostilité de diverses *Sociétés médicales* Allopathiques contre l'Homœopathie.................................... 71-76
Les hôpitaux Mixtes, tout en permettant aux pauvres de recourir à *toutes* les méthodes de traitement, constitueront des Écoles-Pratiques où les Élèves en médecine apprendront à connaître également l'Homœopathie et l'Allopathie. De la sorte sera résolue la question, aujourd'hui pendante, de l'enseignement de l'Homœopathie.......................... 7; 76-77

CHAPITRE V. — Réflexions finales. — Conclusion............. 79-83
On pourrait aussi accorder le libre choix du traitement — Allopathique ou Homœopathique — à tous les malades qui ont habituellement un médecin commun, tels que les élèves des collèges, les militaires, les membres des sociétés de secours mutuels, les employés des grandes administrations, les ouvriers des manufactures, etc. 83

PIÈCES JUSTIFICATIVES. 85-96
Variations du traitement Allopathique successivement admises dans les hôpitaux français de 1783-1820............ 85-87
Variations du traitement Allopathique successivement admises dans les hôpitaux de Paris de 1800-1860........... 87-93
Liste des 40 hôpitaux Homœopathiques actuellement existants.. 93-96

Lyon. — Imp. d'Aimé Vingtrinier, quai Saint-Antoine, 35.

AVANT-PROPOS

Depuis bien des années déjà la question suivante est posée devant l'opinion publique :

La charité hospitalière doit-elle faire traiter, suivant la méthode Homœopathique, les indigents à qui elle a coutume d'accorder asile et secours médicaux ?

La voie la plus directe et la plus naturelle, pour arriver à une solution au gré des parties intéressées, serait évidemment de laisser les malades des hôpitaux résoudre eux-mêmes la question en leur permettant de recourir, à volonté, aux médications anciennes ou à la thérapeutique nouvelle, ainsi que le font journellement les malades de la clientèle privée, pas plus compétents que ceux-ci en pareille matière. A cette fin, il suffirait de fonder des hôpitaux Mixtes ayant des salles consacrées, les unes au traitement Allopathique, les autres au traitement Homœopathique. — Etablissements dont nous voulons démontrer les avantages et l'opportunité.

En venant demander ici la création d'hôpitaux Mixtes, nous avons la bonne fortune de proposer bien moins un projet de réforme encore inappliquée que l'extension d'une réforme déjà réalisée et qui, plusieurs fois, a reçu la sanction de l'expérience en Amérique, en Allemagne et en

France. A quel besoin nouveau répondent donc les hôpitaux Mixtes ? Nous allons le dire.

Actuellement la thérapeutique de Hahnemann compte en France plusieurs millions de partisans. Les uns, après avoir vainement essayé les médications anciennes, peuvent journellement, grâce à leur fortune, profiter des ressources nouvelles dont l'Homœopathie a enrichi le traitement des maladies. Mais, quant aux autres — et c'est le plus grand nombre — leur indigence ne leur permet pas ce luxe de soins si souvent nécessaires à la misère. Obligés, dans leurs maladies, de s'adresser à la charité publique, ils sont réduits à se faire admettre dans les hôpitaux, où ils ne peuvent recourir qu'aux anciennes méthodes de traitement, la nouvelle étant bannie de ces établissements.

Cette exclusion de l'Homœopathie constitue tout à la fois une injustice commise à son égard et une lacune dans le service de l'assistance médicale; toutes les autres méthodes thérapeutiques, *sans exception* (1), étant admises dans les hôpitaux et utilisées au profit des malheureux. Quelles que soient les causes de cet ostracisme, (et nous les exposerons plus loin), cela est regrettable pour les malades et la science, car l'Homœopathie existe bien réellement, non seulement comme méthode de traitement employée individuellement par quatre mille médecins dans leur clientèle privée, mais encore à l'état d'institution publique. En effet on compte aujourd'hui quarante hôpitaux Homœopathiques et, en outre, plusieurs centaines de dispensaires Homœopathiques où les dé-

(1) Nous citons plus loin, *Pièces justificatives*, *note A*, le témoignage de deux écrivains qui viennent pleinement confirmer notre dire en racontant : Le professeur Fodéré, de Strasbourg, les Variations du traitement Allopathique de 1787 à 1820; le professeur Lassalvy, de Montpellier, celles de 1800 à 1860 ; Variations toutes adoptées successivement dans nos hôpitaux.

laissés de la fortune et de la médecine officielle viennent recouvrer la santé.

Après avoir démontré l'existence publique et privée de l'Homœopathie, nous devons signaler les avantages qu'on en retirerait dans le service hospitalier ; nous les dirons plus loin avec détails. Mais ici, pour prévenir tout de suite le lecteur en notre faveur, nous allons citer un fait qui est assez concluant.

Le traitement Homœopathique et le traitement Allopathique ayant été appliqués à Paris simultanément dans les salles adjacentes du même hôpital et dans les mêmes conditions, il en est résulté en faveur de l'Homœopathie une supériorité qui s'est traduite par :

Une mortalité moindre ;

Le séjour des malades à l'hôpital plus court ;

Les frais de pharmacie considérablement diminués.

Telle est la conclusion que nous tirons d'un tableau de mortalité *comparée* dressée *officiellement* par l'Administration des hôpitaux de Paris.

Avec un pareil document, la supériorité de la thérapeutique nouvelle est facile à constater; pour cela il n'est pas besoin d'être médecin. En effet, le susdit tableau de statistique comparée exposant parallèlement, d'une part, les résultats du traitement Allopathique, de l'autre, les résultats du traitement Homœopathique, tout homme de bon sens peut facilement reconnaître leur valeur respective. Nous pouvons donc en toute conscience adresser notre projet d'hôpitaux Mixtes à MM. les Administrateurs (1). C'est même à eux tout d'abord que nous devons le présenter, et cela pour deux raisons. Tuteurs légaux des indigents, ils ont seuls le droit de confier leurs pupilles à des médecins Allopathes ou, si

(1) Plus tard (§ 4) nous dirons pourquoi nous n'adressons pas le susdit projet aux membres du corps médical officiel.

cela leur plaît, à des médecins Homœopathes. Représentants naturels des pauvres aux yeux de la charité, ils serviront leurs intérêts en les faisant participer aux ressources de toutes les méthodes de traitement. Ils y seront d'autant mieux disposés qu'eux-mêmes, l'esprit libre dégagé de toutes préventions doctrinales, ont recours à l'Homœopathie quand l'Allopathie ne peut les guérir.

Nous adressant à des hommes étrangers à la médecine, nous n'entrerons pas dans le vif des discussions scientifiques. Nous voulons autant que possible nous mettre en dehors des deux camps et au-dessus de leurs passions ; et cela avec raison, car en agissant autrement qu'arriverait-il ?

Nous nous ferions l'avocat des Allopathes ou l'avocat des Homœopathes ? Or, dans l'un et l'autre cas, nous ne croirions mieux faire que d'imiter leur conduite réciproque.

Les Allopathes excluent des hôpitaux l'Homœopathie et les Homœopathes. Et, en conscience, ils ont raison — à leur point de vue.

Si les Homœopathes étaient au pouvoir, probablement ils agiraient de même vis à vis de leurs adversaires ; et ils auraient également raison — aussi à leur point de vue.

Singuliers points de vue que ceux qui aboutissent à diviser les médecins en deux camps et à faire, les uns des autres, des adversaires !

Des adversaires ! Alors qu'ils devraient s'unir tous pour guérir ou soulager les malades.

En vérité, le sens commun ne peut ni comprendre ni admettre de telles choses.

Il lui semble, en effet, qu'en médecine, comme dans toutes les autres sciences en général, il y a des connaissances traditionnelles, d'une part, et, de l'autre, des connaissances nouvelles acquises par le progrès des âges. — Toutes connaissances qui, bien loin de s'exclure, se complètent mutuellement.

Le sens commun dit aux Homœopathes :

« La médecine nouvelle n'est pas toute la vérité, pas plus que la médecine ancienne n'est toute erreur. La Providence, en effet, n'aurait pas souffert que la pauvre humanité restât dépourvue de tous secours médicaux pendant cinq à six mille ans. Dès lors choisissez dans la tradition les médications réellement efficaces et employez-les quand l'Homœopathie vous fait défaut ; car vous n'admettez pas que celle-ci guérisse toutes les maladies ? Cherchez donc ailleurs du soulagement pour les malades, qui, avant tout, veulent guérir, n'importe comment. »

Et aux Allopathes le sens commun dit encore :

« Dans le cours des siècles, la médecine a vu éclore bien des découvertes, les unes bonnes, les autres inutiles ou dangereuses. Comment avez-vous pu reconnaître leur valeur respective ? En les appliquant dans les maladies. Faites donc de même pour la découverte de Hahnemann.

« Vous avez étudié les précieuses ressources de l'Allopathie dans les hôpitaux pendant cinq à six ans. Allez maintenant dans les hôpitaux Homœopathiques et étudiez l'Homœopathie au lit du malade au moins pendant un ou deux ans. Alors, alors seulement vous serez compétents pour prononcer sur l'efficacité ou le danger de la thérapeutique nouvelle.

« Mais peut-être croyez-vous que la médecine ancienne suffit à guérir toutes les maladies ? Dans ce cas, prouvez-le. »

Tous conseils trop souvent inutiles, hélas ! car ils viennent se heurter contre les préjugés de l'éducation ou des engouements de secte. Combien est-il, en effet, d'hommes judicieux qui, au lieu de s'intituler Allopathes ou Homœopathes, ont le bon sens de se dire et de rester tout simplement *médecins!*

Allopathes ! Homœopathes ! A quoi servent ces épithètes de coteries ? Profitent-elles à la science, aux malades ? Bien au contraire, c'est à leur détriment qu'elles divisent le corps médical, entretiennent des animosités, et de là aux personnalités il n'y a qu'un pas. « ... Mais de se fâcher, de s'injurier, d'attrister les familles par le scandale des haines et du mépris qu'on déverse les uns sur les autres, sous prétexte d'Allopathie et d'Homœopathie, c'est à mon sens de l'indignité, ni plus ni moins. Par conséquent, conserver ces qualifications appliquées aux personnes, c'est garder précieusement une source de déconsidération pour les médecins et la médecine, et tromper le public, qui croit, sur la foi de ces deux mots, à l'existence de deux Médecines. Au médecin seul appartient le droit de remplir les indications par la médication qu'il sait être la plus efficace. Eh bien ! de nos stupides discordes, de nos injures, que résulte-t-il ? C'est que ce sont les familles elles-mêmes qui sont obligées d'assumer sur leur tête la responsabilité du choix de la médication dans les circonstances les plus graves, parce que les médecins abdiquent. *L'Homœopathe*, qui croit utile pour le malade de recourir à une médication ancienne, s'en abstient trop souvent, de peur de compromettre sa réputation d'Homœopathe ou l'honneur de l'Homœopathie ; *l'Allopathe* aimera cent fois mieux voir mourir ses malades que de recourir aux *globules*, comme ils disent, parce que ce Monsieur n'y croit pas. Que de fois n'ai-je pas vu les familles, la mort au cœur, passer de l'Allopathe à l'Homœopathe, ou réciproquement, avec ces appréciations pour consolations : l'Allopathie tuera le malade ; ou bien : l'Homœopathie, c'est la soupe aux cailloux, c'est laisser mourir un malade qui a la chance de guérir !

« J'ai rougi bien souvent pour la médecine et les médecins de ce rôle abominable, de cette double et atroce indifférence pour la douleur des familles. L'Allopathe refuse de se trouver en consultation avec l'Homœopathe, qui de son côté déclare qu'il n'a rien à faire avec les représentants des *erreurs* anciennes. Les malades passent des mains de l'un dans celles de l'autre, sans renseignements ni sur le passé, ni sur les médications, ni sur les phénomènes particuliers, parce que ces deux fiers savants se méprisent trop pour se trouver face à face; et c'est le malade qui est sacrifié à ces nobles sentiments de confraternité.

« Voilà les premiers fruits de la division des médecins en Allopathes et en Homœopathes (1). » Aussi serait-il fort avantageux de voir disparaître ces épithètes. On comprend que nous ne les employons ici qu'à regret et à l'unique fin d'éviter des périphrases trop souvent répétées.

« Pour moi, nous disait un médecin de Berlin, pour moi il n'y a pas d'hérésie en médecine, la guérison obtenue, la morale respectée. » C'est aussi notre opinion, et nous le prouvons ici publiquement en demandant non pas des hôpitaux Homœopathiques, mais bien des hôpitaux Mixtes. Et, il faut l'espérer, ces hôpitaux Mixtes deviendront des Écoles-Pratiques où les élèves, sinon les médecins (2), apprendront à reconnaître que les deux méthodes de traitement, aujourd'hui en conflit, loin de se contrecarrer, doivent s'entr'aider mutuellement. Alors commencera une période de transition, passée laquelle il n'y aura plus ni Homœopathes, ni Allopathes, mais seulement, Dieu merci, des *médecins !*

Si nous demandons l'introduction de l'Homœopathie dans les hôpitaux, on le devine déjà, ce n'est pas l'Homœopathie

(1) M. le docteur J.-P. Tessier; le journal *l'Art médical*; 1856, t. IV, p. 145.

(2) Nous croyons ceux-ci généralement assez partisans du *statu quo* intellectuel. Nous avons exprimé ailleurs cette même opinion dans les termes suivants : « Il y a quelques mois déjà nous soutenions devant quelques confrères que sur *cent* médecins *un seul* à peine, vers la fin de sa carrière, savait autre chose que ce qu'il avait appris sur les bancs de l'école. Comme on se récriait à cette assertion, feu le professeur Bonnet (de Lyon) vint spontanément à notre aide et soutient notre dire de l'autorité de sa parole, de l'autorité de sa longue expérience. — *Voyage médical en Allemagne*, p. 85. »

telle que la pratiquent généralement les médecins Homœopathes dans leur clientèle privée. Car, en pareil cas, ceux-ci sont trop souvent condamnés à être, contre leur gré, forcément exclusifs et à n'employer que les seules ressources du traitement Hahnemannien. D'ordinaire, en effet, ils sont consultés par des malades qui viennent à eux après avoir vainement expérimenté toutes les autres méthodes thérapeutiques ; il ne leur reste donc plus qu'à essayer la méthode Homœopathique. Et d'ailleurs, si parfois les clients recourent d'emblée aux médecins Homœopathes, ceux-ci bien souvent commencent par les traiter d'après leur médication spéciale, bien préférable aux autres, même à égalité de succès, quitte, plus tard, à utiliser les anciennes méthodes de traitement, s'il en est besoin. Mais alors il arrive quelquefois que les malades les quittent inopinément, ne leur en laissant pas le temps. De tout ceci il résulte, aux yeux du public irréfléchi, que les globules constituent toute l'Homœopathie et que les médecins Homœopathes ne savent faire autre chose qu'administrer des globules.

En parlant ainsi nous ne faisons qu'exprimer l'opinion de la majorité des Homœopathes actuels qui, moins exclusifs que la plupart de leurs devanciers, emploient pour la guérsion de leurs malades non seulement la médication Hahnemanienne, mais encore toutes les autres méthodes de traitement (1). Pour prouver cette assertion, à défaut de preuves empruntées à la clientèle privée, il nous suffit de citer la pratique publique de deux médecins d'hôpitaux Homœopathiques : M. le docteur J. P. Tessier, médecin du service

(1) Méthode dérivative et révulsive, loi des contraires, emploi du calorique (bains de vapeur, hydrothérapie), application de l'électricité, eaux minérales. L'intervention de la chirurgie devient, grâce à la médication Homœopathique, moins fréquente et plus souvent efficace. — Voir plus loin, pages 42-45 : *Qu'est-ce que l'Homœopathie ?*

Homœopathique des hôpitaux de Paris (*Hôpital des Enfants*), et M. le docteur Dufresne, médecin de l'Hôpital de Plainpalais, à Genève. Et, chose étrange, le croirait-on, à ces hommes indépendants et non exclusifs, on leur reproche de ne pas faire de l'Homœopathie ? Eh! certes, non, ils font de la médecine, ce qui vaut bien mieux, car ils guérissent ainsi plus sûrement et plus vite leurs malades traités par les médications appropriées.

Parfois, dans la clientèle privée, on adresse ce même reproche à des médecins Homœopathes, trop heureux de mériter cet éloge! Il est bien entendu qu'ici nous ne voulons point parler de ces médicastres qui font les *deux médecines* (sic), — comme s'il y avait deux médecines. — Ces *chasseurs aux clients* tirent leurs indications, non de la maladie, mais des yeux de l'entourage, et des préjugés et sympathies de la famille. De la sorte, ils traitent la famille sur le dos du malade !

Les considérations précédentes prouveront sans doute à MM. les Administrateurs qu'en demandant l'adoption de l'Homœopathie dans les services hospitaliers, nous ne nous faisons point le détracteur systématique d'une Ecole afin de mieux faire triompher les idées de l'Ecole rivale. Nous voulons d'abord servir les intérêts des malades, ensuite ceux de la science. Car nous avons toujours pensé, au contraire de certaines gens, que la science était faite pour les malades, et non les malades pour la science.

Déjà, plusieurs fois, l'introduction de l'Homœopathie dans les services hospitaliers a été réclamée et autant de fois refusée. Afin de prévenir un ajournement nouveau, nous dirons quels motifs ont porté et encore aujourd'hui porteront les médecins Allopathes à user de toute leur influence pour faire repousser des hôpitaux la thérapeutique nouvelle. Dans le même but, nous montrerons les avantages, la valeur de cette méthode de traitement prouvés par ses résultats pratiques et par son extension rapide,— extension telle que, ces dix dernières années, le nombre des Homœopathes a doublé en France et triplé à Paris.

Mais tout d'abord, pour montrer à MM. les Administrateurs ce qui est à faire, nous voulons leur rappeler, à titre de modèle, ce qui a déjà été fait. A cette fin, nous commencerons par raconter la fondation des hôpitaux Mixtes actuellement existants, et nous dirons, pour répondre, à quel besoin ils ont été créés. Et nous espérons que, dans cette circonstance, comme dans beaucoup d'autres, l'histoire du passé éclairera le présent et préparera l'avenir.

Lyon, mai 1861.

I.

HISTORIQUE DES HÔPITAUX MIXTES.

Journellement dans leurs maladies, les gens des classes aisées recourent, à leur gré, les uns à l'Homœopathie, les autres à l'Allopathie. En pareil cas, cela paraît chose si naturelle qu'on présume bien que déjà on a dû proposer d'accorder ce libre choix du traitement aux malades indigents assistés par la charité publique.

En effet, il y a onze ans, notre Ministre de l'Intérieur prenait l'initiative à ce sujet, alors que, dans une lettre au Préfet de la Gironde (28 mars 1849), il engageait MM. les Administrateurs des Hôpitaux de Bordeaux à « mettre à la disposition d'un médecin homœopathe, une salle dans laquelle se rendraient *volontairement* les malades qui préfèreraient la méthode Homœopathique. » On ne pouvait mieux conseiller pour sauvegarder tout à la fois les progrès de la science et le respect dû aux malades qui, de la sorte, étaient parfaitement libres de se refuser à cette expérimentation. C'est la première fois que la charité publique aurait usé de tels égards envers les malheureux que la triste nécessité lui livre pieds et poings liés. Et, si nous n'étions retenu par des sentiments faciles à deviner, il nous serait facile de prouver que les médecins des hôpitaux n'ont pas toujours agi avec autant de réserve, alors qu'ils soumettaient leurs malades, bon gré mal gré, à des traitements aventureux, pour ne pas les qualifier autrement. Mais les Administrateurs de Bordeaux n'étaient pas dignes de comprendre le noble langage du Ministre, ils le prouvèrent bien, comme nous le raconterons plus loin.

Dans une circonstance analogue, les membres de l'Administration hospitalière de Paris, plus intelligents et par là même plus tolérants que leurs collègues de la Gironde, en avaient usé tout différemment. En effet, deux années auparavant, en 1847, ils laissaient un médecin distingué de leurs hôpitaux, introduire librement la thérapeutique nouvelle dans ses salles et créer ainsi un service Homœpathique au milieu des services Allopathiques : d'abord, à l'hôpital Sainte-Marguerite (1847-54), ensuite à l'hôpital Baujon (1854-60) et enfin à l'Hôpital des enfants, où il est actuellement en fonctions. — C'est probablement ce fait accompli qui avait inspiré, au Ministre de l'Intérieur de 1849, sa généreuse initiative. — En voyant le traitement Homœopathique amener une triple diminution dans la mortalité, dans la durée du séjour des malades à l'hospice et dans les frais de pharmacie, MM. les Administrateurs furent certes bien récompensés de n'avoir pas entravé la liberté médicale en laissant M. le docteur J.-P. Tessier faire participer les indigents aux ressources nouvelles de la découverte de Hahnmann. Plaise à Dieu qu'ils achèvent leur œuvre en n'entravant pas davantage la liberté des pauvres malades dans le choix qu'ils feront de la médication Allopathique ou de la médication Homœopathique. Ce leur sera un double honneur aux yeux de la postérité.

Il était dit que la France, qui prend l'initiative en tant de choses, devait la première fonder un hôpital Homœopathique (1) et la première aussi, tout à la fois, avoir l'idée des hôpitaux Mixtes et la mettre à exécution.

C'est bien là, en effet, une idée toute française que celle de laisser aux médecins des hôpitaux la *liberté* d'appliquer, aux malades indigents la *liberté* de choisir — le traitement qui leur semble le plus efficace. On le voit, toutes les libertés sont solidaires, et de même aussi tous les genres de progrès. Et nous avons ici même lieu de constater comment un progrès dans la science amène logiquement à sa suite un progrès dans l'Assistance médicale.

Il arriva pour les hôpitaux Mixtes ce que maintes fois on a remarqué pour tant d'autres choses. La France, pour la solution de cette question, avait pris l'initiative. A l'Étranger, on l'imita en perfectionnant ce qu'elle avait si bien commencé, en réalisant tout ce qu'elle avait conçu. En effet, trois ans après, Vienne voyait s'élever un hôpital Mixte.

Déjà en 1833, les sœurs de Saint-Vincent-de-Paul y avaient fondé l'hôpital Homœopathique de Gumpendorf pour y faire participer les pauvres aux ressources d'une thérapeutique jusque-là réservée à la classe riche. Mais non contentes de cette attention délicate, que la vraie charité peut seule inspirer, elles voulurent faire mieux encore. Parmi les indigents, par elles secourus, les uns auraient bien voulu être traités par l'ancienne méthode, l'Allopathie, tout en recevant leurs soins. Elles se rendirent à ce juste désir et dans ce but créèrent, en 1850, l'*Hôpital mixte de Leopoldstadt*, le premier véritablement établi à cette fin, car l'Allopathie et l'Homœopathie y ont en partage égal chacune la moitié des lits et — chose non encore réalisée dans celui de Paris, et c'est une lacune — les malades entrants choisissent le traitement qu'ils préfèrent.

(1) L'hôpital de Thoissey (Ain) en 1832, médecin M. le Dr Gastier. L'hôpital Homœopathique de Gumpendorf, à Vienne, ne fut créé qu'un an après, en 1833.

L'idée qu'avait émise, en 1849, notre Ministre de l'Intérieur, commence à faire le tour du monde comme toutes celles dont s'empare la propagande française. En effet, quatre ans après Vienne, les États-Unis fondaient (1854), dans une des principales villes de l'Illinois, à Chicago, un hôpital Mixte et y adoptaient le perfectionnement que l'Autriche avait la première réalisée — le libre choix du traitement accordé aux malades entrants.

Dans l'*Annuaire Homœopathique* de MM. Catellan, pour 1860, nous trouvons encore cités trois hôpitaux Mixtes, et, dans un journal homœopathique, deux autres établissements semblables; nous les croyons tous postérieurs à celui de Chicago. Ce sont les suivants:

Portugal. — Hôpital de Saint-Joseph, à Lisbonne. — Service Homœopathique du docteur Luiz Joze Correa.

Turquie. — Hôpital français de Constantinople. — Service Homœopathique du docteur Vérolot, médecin en chef de l'hôpital.

Cuba. — Hôpital militaire de Cienfugos. — Service Homœopathique du docteur Vilalba.

Brésil. — A Rio-Janeiro, deux hôpitaux Mixtes.

Mais voici que dans cette voie de tolérance et de progrès où entre l'assistance médicale, la charité privée veut rivaliser avec la charité publique. Et ici encore c'est la France qui va prendre l'initiative.

A Paris, depuis longtemps déjà, bien des œuvres de charité existent, fondées par la bienfaisance des particuliers, pour la distribution des secours médicaux aux malades indigents; mais jusqu'ici ces diverses sociétés condamnaient ces malheureux à suivre exclusivement une seule méthode de traitement, l'Allopathie, et semblaient ainsi leur dire implicitement : Hors de là point de salut, ou du moins, point d'assistance médicale.

En 1838, 1850 et 1854, des médecins Homœopathes, mus par le désir de mettre à la portée des pauvres les ressources de la thérapeutique nouvelle, avaient créé des dispensaires Homœopathiques qui donnent encore annuellement trente-six mille consultations environ. Mais ces hommes généreux n'évitaient pas le reproche si justement adressé à leurs devanciers, fondateurs des dispensaires Allopathiques. En effet, les uns et les autres avaient le tort de condamner les malades indigents à subir exclusivement, bon gré mal gré, tel ou tel mode de traitement. De la sorte ils asservissaient la bienfaisance publique à l'une ou à l'autre méthode thérapeutique, et, dès-lors, la charité devenait entre leurs mains l'instrument de telle ou telle doctrine médicale.

M. l'abbé Duquesnay, curé de Saint-Laurent (Paris), qui considère l'assistance médicale d'un point de vue plus élevé qu'on ne le fait d'ordinaire, voulut éviter tous ces inconvénients. Aussi dans ce but, en 1859, il créait dans sa paroisse, à défaut d'hôpital, un dispensaire Mixte. Des médecins de l'une et l'autre école donnent aux malheureux, dans le même local, consultations et remèdes gratuits — Allopathiques ou Homœopathiques, à leur choix. M. l'abbé Duquesnay, par cette conduite intelligente, prêche doublement la tolérance en faisant soigner les pauvres malades sans acception de religion et en ayant égard à leur croyance médicale. La vraie charité seule a de ces délicatesses.

M. le Curé de Saint-Laurent, pour soutenir et propager son œuvre, a fondé l'*Archiconfrérie de Notre-Dame des malades* qui compte déjà cinq mille membres dans sa paroisse seulement. Puissent cette association pieuse étendre ses ramifications dans toute la France et hors la France, portant partout avec elle son esprit de tolérance et d'intelligente charité. Puissent également tous les collègues de M. l'abbé Duquesnay l'adopter chacun dans leur paroisse (1) ; ils se mettront ainsi en dehors et au-dessus de toutes les écoles

(7) Ceci soit dit pour les paroisses de tous les cultes.

médicales. C'est beaucoup que de faire le bien, mais c'est mieux encore de le faire comme le voudraient les obligés. Nous en indiquons ici les moyens, pour ce qui regarde les malades. Nous désirons vivement qu'il se forme partout des sociétés de charité analogues à celle de Saint-Laurent de Paris. Nous le désirons surtout pour les pauvres qui, malades, n'auront plus rien à envier aux classes fortunées, pouvant comme elles recourir à tous les moyens de guérison. Que la propagande française s'empare de cette idée généreuse et libérale, et sûrement elle la répandra dans le monde civilisé avec cet entraînement sympathique, ce génie vulgarisateur que chacun lui connaît.

Si par un coup d'œil rétrospectif, nous considérons, dans leur succession historique, les développements de l'assistance médicale, nous pouvons facilement y distinguer trois périodes : deux accomplies déjà et l'autre en voie de l'être prochainement.

Nous voyons les indigents, grâce à la charité chrétienne, recevoir tout d'abord les secours médicaux aussi libéralement que peuvent les réclamer les gens de la classe aisée : puis les premiers bénéficier, comme ces derniers, et des progrès de la science et de l'habileté des médecins les plus distingués placés à la tête des hôpitaux.

Enfin un troisième progrès commence à se réaliser : et ce sont les sœurs de Saint-Vincent-de-Paul qui, à Vienne, en ont pris l'initiative. La charité hospitalière, devenue entre leurs mains, encore plus tolérante et plus intelligente — ce qui est tout un — accorde désormais aux indigents ce libre choix du traitement, hier privilége des classes riches, aujourd'hui soulagement commun offert à tout homme souffrant. Et, ce surcroît de soins, l'histoire dira qu'ils l'ont tenu tout d'abord de ces femmes admirables qui, auprès des malheureux, remplacent si dignement la famille absente ou trop besogneuse pour les assister.

II.

EXPÉRIMENTATIONS DU TRAITEMENT HOMOEOPATHIQUE DANS LES HÔPITAUX, EN FRANCE.

Pour faire interdire à l'Homœopathie l'entrée des hôpitaux, les médecins Allopathes ont jusqu'ici toujours mis en avant, et, à l'occasion, reproduiront sans doute l'objection suivante :

« Ce traitement, diront-ils, est complètement inefficace et, à cause de cela même, dangereux pour les malades qu'il laisse ainsi dépourvus de tous soins. En effet, il a été, à quatre reprises différentes, publiquement expérimenté dans les hôpitaux français où, trois fois entre autres, il a été appliqué par des médecins Homœopathes eux-mêmes. Et ses résultats malheureux ou insignifiants ont dû y faire renoncer définitivement. »

Afin de permettre à MM. les administrateurs d'apprécier ces expérimentations à leur juste valeur, nous allons les rappeler aussi exactement que possible. Puis, à titre de complément, nous raconterons d'autres expérimentations Homœopathiques qui se poursuivent publiquement depuis vingt-huit ans dans divers hôpitaux français, et particulièrement depuis quinze ans dans les hôpitaux de Paris, au su et vu de tout le monde. Quant à celles-là, soyez-en sûr, les médecins Allopathes n'en parleront jamais ; tout à l'heure nous dirons pourquoi. Fidèle à notre impartialité, nous envisagerons ici, comme toujours, le pour et le contre; car c'est le seul moyen de se faire d'une chose une idée juste et de l'apprécier avec discernement.

Pendant l'hiver de 1831-1832, le professeur Pointe engagea le docteur Gueyrard à faire un essai de l'Homœpathie dans son service de l'Hôtel-Dieu de Lyon. Dans ce but, il confia à ses soins tous les entrants. On commença le lendemain; il y eut, ce jour-là, deux entrants. Le second jour, il y en eut un ou deux; mais, dans la nuit, l'interne de garde, trouvant de la fièvre à l'un des malades, l'avait saigné. Le jour suivant, on avait fait des fumigations dans la salle. Alors M. Gueyrard, choqué de voir les malades à lui confiés subir, contre son gré, qui une saignée, qui des fumigations, et appréhendant pour l'avenir de pareilles entraves, se retira complètement. Car il jugeait, et avec raison, le traitement Homœopathique impossible dans de pareilles conditions. Néanmoins, le professeur Pointe se targua toute sa vie de cette expérimentation écourtée pour condamner l'Homœopathie.

Dans le mois de janvier 1834, M. Andral traitait 35 malades par l'Homœopathie à l'hôpital de la Pitié (Paris), et le premier ouvrage Homœopathique traduit de l'allemand en français ne paraissait qu'en juillet 1834. Où M. Andral pouvait-il donc avoir appris la nouvelle méthode thérapeutique, lui qui ne connaissait pas la langue allemande? Sa manière d'employer les nouveaux médicaments démontra péremptoirement son incompétence en pareille matière, et, du reste, il la reconnaît implicitement lui-même, quand, plus tard, en 1835, dans une brochure intitulée, *Analyse complète et raisonnée de la matière médicale de Samuel Hahnnemann*, M. Maxime Vernois, son interne, accepte, en son nom et au nom de son maître, M. Andral, les critiques adressées à leurs expériences Homœopathiques. Il dit s'être remis à l'ouvrage et prétend n'avoir obtenu que des résultats aussi nuls et aussi insignifiants que la première fois. Il promet un second article sur cette question au *Bulletin de thérapeutique*, où avait été inséré le premier. Le *Bulletin* attend ce second article depuis.... vingt-cinq ans ! Ce furent pourtant ces expériences qui décidèrent l'Académie à écrire (1835) à M. Guizot, ministre de l'instruction publique, pour l'engager à n'établir ni hôpital ni dispensaires Homœopathiques. Les auteurs de la missive ajoutaient hypocritement ces réflexions que l'on pourrait retourner contre eux :

« C'est dans l'intérêt de la vérité, c'est aussi pour leur propre avantage, que les systèmes, en fait de médecine surtout, ne veulent être ni attaqués ni défendus, ni *persécutés* ni *protégés* par le pouvoir. »

Mais c'est précisément ce que demandent les Homœopathes et leurs partisans : que le pouvoir ne protége ni ne persécute aucun système, mais accorde à tous une égale tolérance, une égale liberté d'action. Quand il n'y aura plus de priviléges pour personne, il arrivera en France et ailleurs ce qu'on observe déjà aux États-Unis, où la thérapeutique nouvelle prospère avec une rapidité incroyable, comme nous le raconterons plus loin.

Ce fut aussi vers la même époque (1835) que M. Bally confia pendant un mois dix malades de son service de l'Hôtel-Dieu de Paris à deux Homœopathes, MM. les docteur Curie et Léon Simon. Dans la discussion académique sur l'Homœopathie, à la suite de laquelle fut adressée à M. Guizot la lettre précitée, M. Bally argua de ces dix expérimentations, toutes insérées dans son registre, pour condamner la nouvelle thérapeutique. Mais voici que M. Curie prétend que les observations du registre déposent en faveur de l'Homœopathie et écrit à M. Bally lettres sur lettres pour obtenir la présentation de cet argument irrésistible. Que répond M. Bally ? Il a déménagé et... le registre a été perdu !

Nous arrivons maintenant aux expérimentations Homœopathiques que M. le docteur Chargé entreprit en 1854 à l'Hôtel-Dieu de Marseille, sur l'invitation du maire de la Ville ; expérimentations qui, à l'époque, occupèrent presque autant la presse politique que la presse médicale.

Jusqu'à ces dernières années, la situation faite à l'Homœopathie était telle que cette cause ne comptait guère que des disciples enthousiastes ou des détracteurs passionnés. Ainsi, les divers récits des expériences de Marseille se ressentirent de cet état des esprits. Un seul écrivain eut le courage et la loyauté de prendre place en dehors des deux camps opposés, et, conservant son libre arbitre, il sut s'élever avec indépendance au-dessus des passions et des intérêts des coteries. Aussi, ne croyons-nous mieux faire que de l'imiter en nous inspirant de son impartialité, afin de pouvoir dire la vérité à l'un et l'autre parti.

Pendant l'épidémie de 1854, M. le docteur Chargé adressait à un médecin de Lyon une lettre plus tard insérée dans un journal politique de cette ville ; lettre dans laquelle il annonçait des résultats vraiment étonnants, plus de quatre-vingt cholériques tous guéris, grâce à l'Homœopathie, par les ingénieurs des ponts et chaussées (!). Ici nous pourrions faire bien des réflexions au sujet de l'intrusion illicite des laïques improvisés médecins-praticiens à l'aide d'un manuel Homœopathique et d'une Pharmacie de poche. Mais passons. Le public s'émut de pareils succès, jusque-là inouis. Aussi, l'année suivante, le choléra reparaissant à Marseille, le maire de la ville regardant très-justement comme un devoir « de rechercher les meilleurs moyens de combattre un fléau contre lequel les ressources de l'art sont trop souvent impuissantes, » proposait à M. Chargé — dans une lettre dont nous citons les expressions mêmes — « en vue du bien général et dans un intérêt d'humanité, d'appliquer aux cholériques le traitement prescrit par l'Homœopathie ; » et, le lendemain, M. Chargé entrait en fonctions à l'Hôtel-Dieu, assisté de quatre collègues, les docteurs Sollier, Rampal, Gillet et Couillet. On sait ce qui arriva. Après trois jours de soins, de veilles, de luttes et de dévouement, nous devons le dire, à bout de forces — et sans doute de courage, en face de résultats aussi douloureux qu'imprévus — ces cinq médecins prirent la résolution de se retirer. Sur vingt-six cholériques ils en avaient perdu vingt-un. Aux yeux de tout le monde, en comparaison surtout des succès merveilleux qu'en avaient fait espérer jusque-là ses partisans, ce fut un rude échec pour l'Homœopathie. Et l'on se souvient s'il eut du retentissement. Il en eut d'autant plus, que dans les salles voisines du même Hôpital, sur trente-un cholériques traités par l'Allopathie, à la même époque, il n'en mourait que dix-huit. Voici le récit impartial de ces faits; maintenant leur commentaire non moins impartial.

Durant ces trente dernières années, on a vu le choléra épidémique apparaître plusieurs fois (1832, 1834, 1835, 1849, 1854, 1855) en France. Pendant la première épidémie on avait cru que cette maladie revêtait un type unique, constamment uniforme. Mais depuis, des observations plus exactes ont fait reconnaître qu'elle pouvait se montrer sous les quatre *formes* suivantes, très-différentes quant à la gravité et au pronostic :

La *cholérine* qui guérit à peu près toujours.

Le *choléra franc* qui peut guérir assez souvent, surtout s'il est traité.

Le *choléra ataxique* qui guérit exceptionnellement.

Le *choléra foudroyant*, qui ne guérit jamais.

Suivant donc les formes que revêt le choléra dans telle ou telle épidémie, la mortalité est plus ou moins considérable et n'est modifiée par le traitement que dans une certaine mesure.

Malheureusement tout cela est peu connu dans l'un et l'autre camp médical et même en haut lieu, puisque l'Aca–

démie de médecine cherche toujours à qui donner le prix Bréant (cent mille francs) promis à qui découvrira le spécifique du choléra (1). M. Chargé est donc bien pardonnable d'avoir partagé l'erreur commune à ses adversaires. L'année précédente (1854), il n'avait traité que des formes légères du choléra (cholérine et choléra franc) qui guérissaient à peu près toujours. Il espérait être aussi heureux dans l'épidémie de 1855. Mais, cette année là, malheureusement, dominaient les formes les plus graves (choléra ataxique et choléra foudroyant) ; aussi la mortalité dans les services Allopathiques fut-elle plus considérable qu'antérieurement, à ce point que, le registre de l'Administration à la main, on comptait 123 décès sur 168 cholériques, ce qui donnait une mortalité de 73 pour 100. On pourrait objecter, il est vrai, en faveur de la supériorité du traitement Allopathique, que pendant les trois jours où il mourait dans les salles Homœopathiques 21 cholériques sur 26, soit 80 pour 100, il n'en mourait dans les salles Allopathiques que 18 sur 31, soit 58 pour 100. Mais il y a deux sortes de statistiques : la vraie et la fausse. La vraie consiste à comparer des valeurs semblables, la fausse, des termes dissemblables. Mais ici on aura peut-être fait de la mauvaise statistique. En effet, qui a noté exactement les formes qu'a revêtues le choléra chez les 31 malades des Allopathes, d'une part, et de l'autre, chez les 26 malades des Homœopathes ? Jusqu'à ce qu'on nous le dise catégoriquement, nous pourrons soutenir que si les Homœopathes ont perdu plus de malades que les Allopathes, c'est parce qu'ils

(1) Le spécificisme repose sur cette hypothèse, que chaque maladie répond terme pour terme à un seul et même remède, ce qui est démenti par l'expérience. Car toutes les maladies se manifestent sous des *formes* diverses, comme nous venons de le démontrer pour le choléra, par exemple. La fièvre intermittente elle-même n'a pas son spécifique dans le sulfate de quinine, puisque ce médicament ne guérit pas *tous* les cas de cette maladie.

ont eu à traiter proportionnellement plus de cas de choléra à formes graves, par conséquent, nécessairement mortels. Et, chose singulière, cette opinion que nous avançons ici simplement comme probable, est peut-être passée à l'état de conviction dans l'esprit des médecins Allopathes de Marseille. Le fait suivant semble nous le prouver.

M. le docteur Sirus-Pirondi, chirurgien en chef des hôpitaux de Marseille et professeur à l'École de médecine de cette ville, a publié, en 1859, la *Relation historique et médicale de l'épidémie cholérique qui a régné à Marseille en* 1854. Savez-vous quels remèdes il préconise (p. 108) comme les plus efficaces contre le choléra? L'*ipéca*, le *camphre*, le *sulfate de strychnine*, la *camomille* et l'*ellébore blanc*, tous remèdes employés de temps immémorial par les Homœopathes. Il faut vraiment que ces derniers aient obtenu de beaux résultats dans le traitement du choléra à Marseille, pour que malgré l'insuccès apparent de M. Chargé, un professeur (!) de l'École rivale ne croie mieux faire que de leur emprunter leurs médicaments. Nous félicitons M. Sirus-Pirondi de chercher la vérité partout où elle se trouve, même dans le camp adverse. Si tous les médecins en agissaient ainsi, la science ferait plus de progrès et surtout les malades guériraient plus souvent. Heureux les élèves qui ont un maître aussi éclairé, aussi impartial!

Du reste, si les Allopathes n'étaient pas convaincus, par le témoignage implicite de leur confrère de Marseille, de la supériorité du traitement Homœopathique spécialement contre le choléra, qu'ils veuillent bien consulter, non pas l'expérimentation écourtée de M. Chargé (trois jours de suite!), mais bien plutôt l'expérimentation Homœopathique faite publiquement par M. le docteur Tessier, dans les hôpitaux de Paris (Sainte-Marguerite et Baujon) pendant toute la durée des deux épidémies cholériques de 1849 et de 1854. En 1849, tandis qu'il mourait, dans les services Allopathiques des hôpitaux de Paris, 59 à 60 cholériques pour 100, M. Tessier n'en perdait que 48 à 49 pour 100 ; ce qui fait 11 pour 100 de moins.

Pendant vingt ans, les médecins Allopathes, quand on leur parlait d'Homœopathie, exprimaient à grand bruit leur vif désir de pouvoir, dans un service régulier d'hôpital, observer, contrôler les résultats merveilleux de la nouvelle méthode thérapeutique au lit du malade. En attendant, pour prouver son inanité, ils se targuaient des expériences incomplètes, écourtées de MM. Pointe, Andral et Bally. Mais voici que, se rendant inopinément à leurs désirs, M. le docteur J.-P. Tessier, médecin des hôpitaux de Paris, introduit en 1847, et, depuis cette époque, applique constamment le traitement Homœopathique dans les divers services (ordinairement composés de 100 lits) que l'Administration lui confie succesivement à l'hôpital Sainte-Marguerite, à l'hôpital Baujon et à l'hôpital des Enfants. Cette expérimentation Homœopathique, qui se continue depuis quinze ans sur près de vingt mille malades, se fait publiquement, au vu et su de l'univers entier; car l'École de médecine de Paris est, de toutes les Écoles du monde civilisé, celle où affluent le plus grand nombre d'étudiants ou médecins français et étrangers. Les salles de M. Tessier ouvrent toutes grandes leurs portes et semblent, de la sorte, inviter tous les hommes de science et de conscience à venir voir les pauvres malades plus sûrement, plus promptement et plus agréablement (citò, tutò et jucundè) guéris par la nouvelle thérapeutique que par l'ancienne. Comment, depuis quinze ans, répondent les Allopathes à cet appel plein de franchise et de bonne foi? Les *observateurs*, infidèles à leur titre, répudient l'observation, qui contrarierait leurs préjugés en leur montrant la supériorité de la thérapeutique nouvelle. Les *libres-penseurs* (1), eux

(1) Aujourd'hui parmi les médecins et, en général, parmi tous les gens

aussi infidèles à leur titre, renient la liberté de penser, ou, du moins, essaient de l'accaparer pour eux seuls, la refusant à autrui, et dans ce but, ils font tous leurs efforts auprès de l'Administration des hôpitaux de Paris pour faire expulser de ces mêmes hôpitaux ou M. Tessier ou l'Homœopathie. Quelques années auparavant, ils avaient obtenu pareil résultat en faisant rejeter l'Homœopathie, en 1842, de l'hôpital de Chagny (Saône-et-Loire), dans la personne de M. le docteur Bordet, et en 1849, des hôpitaux de Bordeaux, dans la personne de M. le docteur Léon Marchant. Mais, cette fois-ci, ils eurent à faire à MM. les membres de l'Administration hospitalière de Paris, qui se montrèrent plus intelligents et plus indépendants que leurs collègues de la province, car ils surent respecter la liberté scientifique en laissant M. Tessier appliquer sur ses malades, comme ses confrères des hôpitaux, les médications qui lui paraissaient les plus efficaces. Aux médecins Allopathes instigateurs d'une persécution contre l'Homœopathie dans la personne de M. Tessier, ils répondirent à peu près en ces termes :

« Avant et depuis Hippocrate, les médecins ont toujours eu entre eux des discussions, et ils en auront toujours. Mais nous, comme administrateurs des hôpitaux, nous devons nous tenir en dehors de toutes les Écoles ; aussi ne prenons-nous aucune part à leurs controverses plus ou moins scientifiques. Nous nous bornons simplement à constater les résultats obtenus par chaque médecin dans son service ; c'est ce que nous avons fait dans le cas suivant.

« A l'hôpital Sainte-Marguerite, il y a deux services de médecine : l'un, de 100 lits, sous la direction de M. Tessier,

de science, c'est très-bien reçu de se dire *observateur*, *libre penseur*, comme, il y a un demi-siècle, on s'intitulait *philosophe*. Mais maintenant, comme jadis, trop souvent on n'a que le titre et pas la rente, suivant le mot de Lafontaine.

qui traite ses malades par l'Homœopathie ; l'autre, de 99 lits, sous la direction (successive) de MM. Valleix et Marotte, qui traitent les leurs par l'Allopathie. Les malades entrants sont dirigés vers les premiers lits inoccupés, que ceux-ci soient dans le service Homœopathique ou dans le service Allopathique. L'expérimentation des deux méthodes thérapeutiques a donc lieu, autant que faire se peut, dans les mêmes conditions. Or, voici les résultats que nous fournit la statistique de mortalité *comparée :*

Pendant les années 1849, 1850 et 1851, il a été traité :

Dans le service Allopathique, 3,724 malades, sur lesquels il y a eu 411 décès, — mortalité, 11 pour 100 ;

Dans le service Homœopathique, 4,663 malades, sur lesquels 399 décès, — mortalité, 8 pour 100.

Différence de mortalité en faveur de l'Homœopathie : 3 pour 100.

« En présence de tels résultats, loin d'entraver la liberté médicale en empêchant M. Tessier d'appliquer dans son service le traitement Homœopathique, nous l'engageons à poursuivre ses études *comme utiles à l'humanité* (textuel). »

MM. les Administrateurs auraient pu faire observer en outre que, pendant les années précitées :

1° La durée moyenne du traitement Homœopatique a été de . . . . 23 jours,
celle du traitement Allopathique . . . . . . 29 jours,
ce qui permettrait de traiter, chaque année, grâce à l'Homœopathie, 300 malades de plus que l'Allopathie pour un service de 100 lits (1).

2° Les frais de pharmacie pour le service Allopathique ont été de . . . . 23,522 francs,

(1) Une salle de 100 lits équivaudrait, de la sorte, à une salle de 120 lits.

ceux pour le service Homœopathique, de 2 à 300 francs, c'est-à-dire *cent* fois moins considérables (1).

Ce sont, il est vrai, deux considérations d'un ordre très-secondaire ; mais, au point de vue de l'assistance médicale, elles promettent des résultats fort importants ; car, en augmentant, d'une part, le nombre des lits de chaque hôpital, de l'autre, les revenus de la charité publique, ils permettraient de secourir un plus grand nombre de malheureux. Et ce serait chose très-opportune en ce temps-ci, où le chiffre des indigents croissant avec celui de la population, on est sans cesse obligé d'agrandir les hôpitaux existants et même d'en construire de nouveaux.

A tout cela que peuvent répondre les médecins Allopathes? Que ces trois années d'expérimentation à l'hôpital Sainte-Marguerite n'établissent pas d'une manière définitive cette triple supériorité de l'Homœopathie, peut-être favorisée ici par une coïncidence heureuse : que, pour la constater avec une pleine certitude, il faudrait renouveler pareille expérimentation pendant plusieurs années encore et dans différents hôpitaux, divers pays ; toutes remarques fort justes.

Mais c'est précisément ce qui a été fait dans plusieurs contrées de l'Amérique et de l'Europe ; et ici, pour ne pas sortir de la France, nous ferons observer que M. le docteur Tessier a appliqué le traitement Homœopathique dans les hôpitaux de Paris, non pas seulement pendant trois ans, mais bien pendant quatorze ans consécutifs, savoir, outre les trois années indiquées plus haut :

A l'hôpital Sainte-Marguerite, en 1847, 1848, 1852, 1853, 1854 (1er semestre) ;

A l'hôpital Baujon, en 1854 (2e semestre), 1855, 1856, 1857, 1858, 1859 ;

(1) Les frais de pharmacie des hôpitaux de Paris, qui sont annuellement de 5 à 600,000 fr., seraient réduits à 5 ou 6,000 fr. ; ceux des hôpitaux de Lyon, de 180,000 fr. à 2,000 fr. environ.

A l'hôpital des Enfants, en 1860.

Si l'on veut être encore mieux édifié sur la valeur de la thérapeutique nouvelle, on pourrait faire dresser un tableau de statistique comparée pour ces onze dernières années.

En France, récemment deux hôpitaux Allopathiques ont été transformés en hôpitaux Homœopathiques :

Celui de Bourgueil (Indre-et-Loire), en 1858 ;

Celui de Carentan (Manche), en 1850.

Dans le même but de vérification, on devrait également consulter les registres de mortalité de ces deux hôpitaux *avant* et *depuis* l'adoption de la méthode de traitement de Hahnemann.

Mais, en attendant qu'on se mette à l'œuvre, nous allons citer une statistique de ce dernier genre faite, il y a 15 ans, pour un hôpital de la Bresse.

Un ancien député, M. le docteur Gastier, a pendant seize ans (1832–1848), appliqué le traitement Homœopathique dans l'Hôpital de Thoissey (Ain). A cette époque, un médecin Allopathe de Mâcon, contrarié de cela apparemment, se permet d'annoncer dans un journal politique de cette ville que les Administrateurs de l'hospice de Thoissey venaient d'interdire à M. Gastier la pratique de l'Homœopathie dans cet établissement.

Les Administrateurs adressèrent immédiatement à ce journal une lettre qui nous fournit un nouveau et précieux document statistique. Nous la citons toute entière, *à titre de modèle pour l'esprit qui l'a inspiré*, et comme une preuve qu'il y a parfois dans la province des Administrations hospitalières aussi éclairées sur leurs droits et devoirs et aussi indépendantes que celles de Paris :

« Nous ne saurions garder le silence sur une allégation purement gratuite, qui suppose que nous ne connaissons pas les limites de nos attributions, et que nous nous sommes mêlés de juger des choses hors de notre portée.

« Les administrateurs des hospices ont été établis pour régir les biens et les revenus de ces établissements, pour veiller à leur bonne tenue, et à ce que chaque personne qui y est employée fasse exactement son service, mais non pour diriger les médecins dans la pratique de leur art, auquel les administrateurs sont complètement étrangers par leurs études.

« *Il serait donc tout au moins fort ridicule de notre part, que nous nous fussions permis d'interdire au médecin de notre hôpital, un moyen pratique quelconque qu'il croirait bon, et jugerait à propos d'employer.*

« La médecine est un art libéral et en même temps parfaitement libre dans son application. *Jamais*, et c'est ce qui prouve la considération dont il a joui, *jamais, dans aucun temps, dans aucun pays, sous aucun régime, les pouvoirs publics les plus absolus ne se sont avisés d'interdire ou de prescrire aux médecins, tel ou tel mode de traitement*, et de prononcer entre telle ou telle des doctrines médicales opposées entre elles, que l'on a vues se succéder ou régner simultanément, se disputant la confiance publique.

« En démentant formellement le fait que, par une erreur impossible à expliquer, M. C.... a avancé dans son écrit, nous déclarons que lors même que nous aurions eu le droit qu'il suppose, nous n'aurions été nullement disposés à en user. Nos registres attestent en effet que depuis l'entrée en fonction de M. Gastier, le *nombre des décès*, relativement au nombre des malades admis à l'hospice, a été *moindre qu'auparavant*; que les *dépenses* en remèdes, en frais de pharmacie ont été presque *nulles*, et que le *service*, devenu plus simple, plus facile, a été sensiblement *allégé*.

« *Signé, les Administrateurs de l'Hospice de Thoissey* :

MAGAT, maire, président; — CHALLAUD, adjoint; — LORIN, membre du Conseil-général; — DUCREST, curé; — BILLAUD, aîné; — AILLAUD.

Thoissey, le 2 janvier 1846. »

Tout ce qui précède prouve que l'Homœopathie a montré une supériorité constante, quand elle a été expérimentée régulièrement et avec suite. Mais par un dernier scrupule d'impartialité, un instant exagérons *en moins*, au contraire des Homœopathes enthousiastes qui exagèrent *en plus*. Et supposons que la thérapeutique nouvelle ne guérisse pas mieux que l'ancienne. Nous sommes persuadés que, à égalité de succès, les malades et MM. les Administrateurs préféreront l'Homœopathie : les premiers, parce que ce mode de traitement ne les soumet pas, comme l'Allopathie, à des médications parfois aussi douloureuses, aussi dangereuses que la maladie elle-même ; et MM. les Administrateurs, parce qu'ils pourront, avec les mêmes hôpitaux, les mêmes ressources financières, secourir un bien plus grand nombre d'indigents.

III.

PERSONNEL DE L'HOMOEOPATHIE EN 1860.

Pour engager MM. les Administrateurs à prendre en considération notre projet d'hôpitaux Mixtes, nous venons de mettre en relief la supériorité du traitement Homœopathique prouvé par des statistiques officielles. Dans le même but, nous voulons encore montrer l'importance que la thérapeutique nouvelle a déjà acquise dans le monde. Pour cela, nous ferons le dénombrement sommaire des médecins ses partisans, de ses hôpitaux, des ses dispensaires, de ses pharmacies, de ses écoles, de ses publications périodiques et autres. — Toutes choses qui constituent le corps vivant de l'Homœopathie.

L'*Annuaire Homœopathique* (1) de 1860, cite le nom et la résidence de 3,640 médecins Homœopathes, répartis comme il suit, dans les différents pays :

(1) *Almanach Homœopathique, ou Annuaire général de la doctrine Hahnemanienne*, par MM. Catellan frères, pharmaciens Homœopathes à Paris. Paris, 1860, chez J.-B. Baillière et fils, 1 vol. in-12 de 554 pages.

Europe = 1810.	
Allemagne	569
France	443 (1)
Angleterre	205
Espagne	204
Italie	160
Russie	70
Portugal	47
Suisse	37
Belgique	32
Hollande	14
Turquie, Égypte	8
Danemark	5
Norwége	5
Suède	4
Pologne	4
Océanie	2

Amérique = 1830.	
Amérique du Nord	1,700
États-Unis	1,639
Canada	25
New-Brunswick	2
Mexique	2
Les Antilles	32
Amérique du Sud	130

Ces médecins puisent leurs connaissances théoriques dans une littérature spéciale, et dans quatre facultés de médecine Homœopathique, et ils font leur éducation pratique dans les hôpitaux et dispensaires Homœopathiques.

La littérature Homœopathique est déjà fort riche : le catalogue français cite près de 200 livres ou brochures, le catalogue allemand plus de 400.

Sa littérature périodique compte trente journaux, parmi lesquels 8 allemands, 8 anglais, 5 français, 3 italiens, 1 espagnol, 1 portugais, 1 hollandais, 1 suédois, 1 polonais, 1 russe.

En Amérique les quatre facultés Homœopathiques suivantes délivrent des diplômes de docteur :

(1) Il est à remarquer qu'en France il y a plus d'officiers de santé parmi les Allopathes (1 sur 6 médecins) que parmi les Homœopathes (1 sur 7 médecins).

1° École Homœopathique du Brésil, fondée à Rio-de-Janeiro en 1845.

2° Collége médical Homœopathique de la Pensylvanie, établi en 1848, à Philadelphie (États-Unis).

3° Collége Homœopathique de l'ouest, établi à Cleveland (Ohio), (États-Unis).

4° Collége Homœopathique de Boston (États-Unis).

Outre ces Facultés, il y a dans les divers pays un grand nombre de Sociétés ou Académies médicales Homœopathiques. L'Angleterre, par exemple, en compte neuf, les États-Unis vingt-et-une.

Il existe actuellement trente-neuf hôpitaux Homœopathiques, dont huit Mixtes. Ils sont répartis, comme nous l'indiquons ci-après, dans les contrées suivantes :

Suisse. — Genève.	1
Portugal. — Lisbonne.	1 Mixte.
Russie. — Moscou.	1
Turquie. — Constantinople. . .	1 Mixte.
Cuba.	1 Mixte.
Brésil.	3 dont 2 Mixtes.
États-Unis.	4 dont 1 Mixte.
France.	5 dont 1 Mixte.
Angleterre.	6
Allemagne.	16 dont 1 Mixte (1).

Outre ces hôpitaux, il y a un très-grand nombre de dispensaires Homœopathiques qu'il serait trop long d'énumérer. Nous nous bornerons à citer :

(1) Plus loin, *Pièces justificatives*, *note B*, nous indiquons les localités où se trouvent ces hôpitaux, la date de leur fondation et le nombre de lits qu'ils contiennent.

Les 4 dispensaires de Paris (fondés en 1838, 1850, 1854, 1858), qui donnent environ 40,000 consultations par an;

Les 70 dispensaires Homœopathiques de l'Angleterre;

Les 30 dispensaires Homœopathiques qui existent dans la seule ville de Rio-de-Janeiro (Brésil).

On voit quelle extension a déjà pris dans le monde l'Homœopathie, quoiqu'elle n'ait jamais reçu l'assistance d'aucun gouvernement.

L'Allemagne, qui l'a vue appliquer depuis 1810, lui consacre présentement 16 hôpitaux. On peut présumer combien il existera d'hôpitaux Homœopathiques, quand la plupart des autres pays, où elle n'est introduite que depuis une vingtaine d'années, l'auront vue enseigner, pratiquer depuis un demi-siècle, comme l'Allemagne.

Mais autrement rapide aurait été la marche de l'Homœopathie si les divers États l'avaient protégée, assistée à l'égal de l'Allopathie. On peut en juger en voyant les États-Unis, où il n'existe aucune vieille Faculté, investie du monopole de l'enseignement et soldée par l'autorité, pour soutenir des idées trop souvent surannées, les États-Unis seuls compter 1,700 médecins Homœopathes, à peu près autant que l'Europe entière, et, de plus, avoir trois Facultés de médecine Homœopathique, alors que notre vieille Europe du moyen âge n'a pas une seule chaire *officielle* pour enseigner la thérapeutique nouvelle.

On comprend maintenant pourquoi nos Facultés de médecine proscrivent la thérapeutique nouvelle. Elles redoutent un voisinage aussi absorbant. Cependant la lutte, pour n'avoir pas lieu à tranchée ouverte, comme aux États-Unis, ne s'en poursuit pas moins vigoureusement, et, nous pouvons ajouter rapidement. Le tableau suivant, qui indique le nombre croissant des médecins Homœopathes et des pharmacies Homœopatiques en France, le prouve suffisamment :

Paris comptait

en 1832.	8	médecins	Homœopathes.
1840.	20	—	—
1850.	50	—	—
1860.	140	—	—

La province.

1832.	15	—	—
1840.	30	—	—
1850.	150	—	—
1860.	300	—	—

Paris a vu fonder

en 1837. La première pharmacie Homœopathique (Spéciale), par MM. Pétroz et Catellan, rue Taitbout, 8, (actuellement MM. Catellan frères, rue du Helder, 15). Six ans avant cette date, les médicaments Homœopathiques étaient préparés par M. Pétroz, pharmacien en chef de la Charité, membre de l'Académie de médecine, et M. Guibourt, membre de l'Académie, professeur à l'Ecole de pharmacie.

en 1848. La deuxième pharmacie Homœopathique(Spéciale), par MM. Catellan frères, boulevart Saint-Martin, 41.

en 1850. La troisième pharmacie Homœopathique (Spéciale), par M. Weber, rue Neuve-des-Capucines, 8.

en 1854. La quatrième pharmacie Homœopathique (Spéciale), par MM. Catellan frères, rue de Lille, 41 (faubourg Saint-Germain).

En 1855. La cinquième pharmacie Homœopathique (Spéciale), par M. Gros, rue Richelieu, 112 (acquise depuis par MM. Catellan frères).

en 1859. La sixième pharmacie Homœopathique (Spéciale), par M. Oriard, rue Neuve-Saint-Augustin, 65.

en 1860. La septième pharmacie Homœopathique (Mixte), par M. Ch. Weber, rue Saint-Honoré, 352.

La province.

en 1835. La première pharmacie Homœopathique (Mixte), à Lyon, par M. Pelletier.

en 1838. La deuxième pharmacie Homœopathique (Mixte), à Avignon, par M. Borrelly (acquise en 1847 par M. Brun).

en 1840. La troisième pharmacie Homœopathique (Spéciale depuis 1851), à Marseille, par M. Trichon.

en 1845. La quatrième pharmacie Homœopathique (Mixte), à Nîmes, par M. Ducros.

en 1849. La cinquième pharmacie Homœopathique (Mixte), à Avignon, par M. Carre.

en 1850. La sixième pharmacie Homœopathique (Spéciale), à Marseille, par M. Borrelly (depuis acquise successivement par M. Gardon et par M. Meynier).

en 1850. La septième pharmacie Homœopathique (Spéciale), à Nice, par M. Arnulphi.

en 1853. La huitième pharmacie Homœopathique (Spéciale), à Bordeaux, par M. Alexandre.

en 1857. La neuvième pharmacie Homœopathique (Spéciale), à Lyon, par M. Borrelly.

en 1858. La dixième pharmacie Homœopathique (Mixte), à Nîmes, par M. ***.

Si l'Homœopathie voit s'accroître, dans la progression signalée pour la France, le nombre de ses partisans, le moment n'est pas loin où tous les membres du corps médical connaîtront et utiliseront les ressources de la thérapeutique nouvelle, au grand profit des malades, quand les médications anciennes leur feront défaut. Alors, Dieu merci, cessera l'hostile rivalité des deux camps désormais réunis — contre la maladie.

Si quelques lecteurs pensaient que nous avons peint sous des couleurs trop flatteuses, les progrès de l'Homœopathie dans le monde, nous leur rappellerions que, il y a déjà huit ans, ses adversaires eux-mêmes donnaient de son extension rapide un témoignage autrement retentissant. A cette époque, en effet, un de leurs organes les plus autorisés — que sa double position de rédacteur en chef de l'un de leurs principaux journaux et de secrétaire-général de l'Association des médecins de France place comme une sentinelle avancée pour signaler les mouvements de l'ennemi — M. le docteur Amédée Latour, prévoyant ce *sinistre* avenir annoncé plus haut, jetait (*Union médicale*, 1853) ce cri d'alarme jusqu'ici trop bien justifié, hélas !

« Mes chers confrères, l'Homœopathie *gagne du terrain ; le flot monte, monte à vue d'œil*..... De temps en temps nos Sociétés médicales voient s'éloigner de leur giron des membres jusque-là restés fidèles. Le mois dernier, encore, une de ces Sociétés a été affligée par une lettre de démission, basée sur une désertion vers l'Homœopathie et adressée par un confrère qui avait donné des gages à la science sérieuse. *Où allons-nous ? Où allons-nous !*..... »

Après avoir ouï un pareil témoignage, on se demande pourquoi, depuis près de trente ans, on entend chaque jour dans le monde les médecins Allopathes dire hautement : « L'Homœopathie se meurt... l'Homœopathie est morte. » Ces Messieurs, apparemment, prennent leurs vœux pour la réalité.

Il arrivera un jour — qui n'est pas très-éloigné — où, le vent ayant tourné, chaque médecin tiendra à se dire Homœopathe. On ne verra plus alors, par villes et campagnes, que des Homœopathes de la *veille* ou des Homœopathes du *lendemain*.

IV.

POURQUOI LES MÉDECINS ALLOPATHES REPOUSSENT L'HOMOEOPATHIE. — QUELLE EST LEUR COMPÉTENCE POUR JUGER CETTE MÉTHODE THÉRAPEUTIQUE ?

Au premier abord, il semble tout naturel que nous, médecin proposant une réforme dans le service médical des hôpitaux, nous adressions notre requête aux membres du Corps médical, car leur éducation spéciale doit les rendre les juges les plus compétents en pareil cas; et d'ailleurs, dans ces circonstances, ils sont toujours consultés, comme tels, par l'autorité auprès de qui leur opinion fait loi. C'est dire assez l'influence qu'ils peuvent avoir pour faire adopter ou rejeter notre projet de réforme. Pourquoi donc, contre les règles de l'apparente logique, nous adressons-nous à MM. les Administrateurs des hôpitaux ? Nous allons essayer de l'expliquer.

En France, sur près de vingt mille médecins, il n'y a guère que cinq cents Homœopathes environ. Les Allopathes, en même temps que les fauteuils de l'Académie de médecine et autres Sociétés savantes, occupent toutes les chaires de l'Enseignement et toutes les places de médecins d'hôpitaux. A ces divers titres, ils seront, eux seuls, exclusivement consultés sur l'opportunité de notre projet de réforme. Les médecins d'hôpitaux, particulièrement, auront ici l'influence la plus évidente et la plus directe, car ils composent le jury chargé d'élire leurs successeurs, plus tard acceptés et officiellement nommés par l'Administration hospitalière.

Suivant la voie la plus courte sinon la plus sûre, ce serait donc aux médecins Allopathes que nous devrions nous adresser à l'effet d'obtenir que les malades des hôpitaux fussent répartis en deux services, l'un Allopathique, l'autre Homœopathique. Mais ne voit-on pas qu'en agir ainsi, ce serait les faire, dans cette question, juges et parties et, en outre, les prier poliment de céder une partie de leur Empire aux Homœopathes; à des adversaires qu'ils grandiraient de la sorte; à des adversaires dont, rejetant les doctrines, ils doivent en conscience répudier les personnes. En vérité, pour les croire capables d'une telle abnégation, il faut ne pas connaître le cœur humain et surtout le cœur humain égaré par l'amour-propre scientifique, l'intérêt personnel, l'esprit de corps enfin, comme c'est le cas ici. Qui donc pourrait être impartial en une telle occurence? Humainement, cela est impossible.

MM. les Administrateurs des hôpitaux, à qui nous nous adressons, sont au contraire parfaitement désintéressés en fait de rivalité doctrinale et de rivalité personnelle: et la preuve, c'est que journellement, nous le répétons, quand les Allopathes ne peuvent les soulager, ils ont recours aux Homœopathes. Ils seront donc naturellement disposés à accorder aux indigents, leurs pupilles, le libre choix du traitement, dont ils usent eux-mêmes pour leurs besoins personnels.

Mais alors on ne manquera pas de nous dire : si les médecins Allopathes ne sont, il faut en convenir, nullement désintéressés dans la question des hôpitaux Mixtes, ils sont du moins plus compétents que les gens du monde, pour apprécier la valeur de l'Homœopathie et décider l'opportunité de son introduction dans les services hospitaliers.

Plus haut, nous avons suffisamment prouvé que, étant donnés les résultats du traitement Allopathique et du traitement Homœopathique, l'un et l'autre appliqués simultanément dans les salles adjacentes d'un même hôpital et dans les mêmes conditions pendant plusieurs années, MM. les Administrateurs ont pour juger la valeur respective de chaque médication, la compétence qu'a tout homme de bon sens en pareil cas. En effet, la table de mortalité en main, il n'est pas nécessaire d'être médecin pour reconnaître, que dans telle salle il y a moins de décès que dans telle autre, et conséquemment quelle est la méthode de traitement qui guérit le mieux.

MM. les Administrateurs sont bien et dûment persuadés que les médecins Allopathes sont personnellement intéressés dans la question des hôpitaux Mixtes. Néanmoins, ils ne manqueront pas de les consulter à ce sujet, comme ils l'ont toujours fait. Et l'opinion de ces derniers, hostile à coup sûr, aura peut-être, comme jadis, une influence décisive pour faire ajourner encore l'introduction de la thérapeutique nouvelle dans les hôpitaux.

Afin de détruire, par anticipation cette fois, leur opposition systématique et afin surtout de couper la racine même de leur influence, nous voulons ici démontrer que cette compétence spéciale, qu'on leur suppose, est complètement nulle, puisque sur la question de l'Homœopathie ils sont d'une ignorance vraiment incroyable (1). Mais nous devons dire, pour les justifier en partie sur ce point, que la cause première de cette singulière ignorance, ce sont certains Homœopathes qui ont exposé leur doctrine d'une façon si étrange, si ridicule même, qu'au premier abord, elle a dû paraître inacceptable pour tout médecin sérieux. Dès lors, on

(1) Nous devons ici prévenir le lecteur que, si parfois dans le cours de cet écrit nous accusons d'ignorance les médecins Allopathes, c'est, dans notre pensée, *uniquement* sur la question d'Homœopathie. La justice, autant que les convenances, nous oblige à faire cette réserve.

comprend comment les Allopathes ont été naturellement portés à dédaigner cette nouvelle méthode de traitement, partant à ne pas l'étudier et à l'ignorer complètement. Mais, pour raconter tout cela avec quelques détails, il nous faut reprendre les choses par le commencement et faire de l'Homœopathie un rapide exposé dogmatique, historique et critique.

La médecine considère l'homme sous trois points de vue :

1° En état de santé, c'est l'objet de la *physiologie ;*
2° En état de maladie, c'est l'objet de la *pathologie ;*
3° En état de traitement, c'est l'objet de la *thérapeutique.*

L'Homœopathie ne change rien à la physiologie, rien à la pathologie. Aux anciennes méthodes de traitement, elle vient seulement en adjoindre une nouvelle plus souvent efficace. Loin d'être une *suppression* de la thérapeutique traditionnelle, l'Homœopathie en est bien plutôt un perfectionnement, un *accroissement.* Mais la nouvelle méthode qu'elle lui apporte — médicaments administrés suivant *la loi des semblables* à toutes les doses depuis les plus massives jusqu'aux plus *infinitésimales* — est tellement importante qu'elle annihile pour ainsi dire les autres — *méthode Révulsive et Dérivative et loi des contraires* (1), — à ce point que, dans

(1) Étant connue l'action *élective* d'un remède sur tel organe, sur telle fonction, on peut l'utiliser suivant trois méthodes thérapeutiques que nous énumérons par ordre d'importance : 1° la *loi des semblables* ou *Méthode Homœopathique ;* 2° la *Méthode Révulsive, dérivative ;* 3° la *loi des contraires.*

Connaissant, par exemple, l'action purgative, c'est-à-dire, l'action *élective* de la magnésie sur l'intestin, on peut l'utiliser :

1° Suivant la Méthode Homœopathique, en traitant la diarrhée par ce médicament qui produit artificiellement la diarrhée ;

2° Suivant la Méthode Dérivative, Révulsive en produisant une forte révulsion sur l'intestin dans les cas de congestion du cerveau ;

la pratique journalière, la méthode Homœopathique devient la règle habituelle, les autres, l'exception ; et les doses infinitésimales, les doses ordinaires. Ainsi, pour citer un exemple, le médecin Homœopathe des hôpitaux de Paris, dans un service de **100** lits, formule chaque semaine, en moyenne seulement, *une* ou *deux* prescriptions dites Allopathiques. On comprend que cette proportion peut, suivant les indications, varier beaucoup dans un hôpital et à plus forte raison dans la clientèle privée où l'on peut utiliser plus complètement la méthode Révulsive et Dérivative, la loi des contraires, l'emploi du calorique (bains de vapeur, hydrothérapie), les applications médicales de l'électricité et, en outre, les eaux minérales — celles-ci administrées, suivant les cas, d'après la méthode Dérivative et Révulsive, d'après la loi des

3° Suivant la loi des contraires, en traitant la constipation par ce purgatif.

Comme on le voit, la connaissance des propriétés électives d'un médicament, autrement dit, la *loi d'électivité* est la base fondamentale de toutes les méthodes, de toutes les écoles thérapeutiques.

L'expérience prouve que la méthode Homœopathique est celle qui guérit le plus radicalement, le plus souvent et le plus vite ; en conséquence elle doit être employée comme règle générale, méthode habituelle ; mais pour cela il ne faut pas rejeter les autres médications qui peuvent quelquefois lui prêter un heureux concours, particulièrement les médications révulsive et dérivative.

Il est une loi plus générale encore qui domine les trois grandes méthodes thérapeutiques citées plus haut : c'est la *loi d'Appropriation* qui reconnaît implicitement l'efficacité de chacune d'entre elles sans rien préjuger sur leur opportunité respective.

En empruntant à la langue latine son admirable concision, on pourrait exprimer, de la manière suivante, ces diverses propositions sous forme aphoristique :

	Electivè et similiter.
Electivè et appropriatè.	*Electivè et differenter* (revulsio, derivatio).
	Electivè et contrariè.

contraires ou, ce qui est plus fréquent, d'après la loi des semblables.

Est-ce à dire que les Homœopathes, en traitant ainsi leurs malades, aient l'air d'affirmer implicitement que les médications traditionnelles sont inutiles ou dangereuses? Nullement. Mais ils croient que l'Homœopathie guérit plus souvent, plus radicalement et plus vite, et ils agissent en conséquence. Et s'il est des gens compétents pour juger comparativement les diverses méthodes de traitement, ce sont à coup sûr ces médecins sagement éclectiques qui ont suivi d'abord les hôpitaux Allopathiques pendant leurs études classiques et plus tard les dispensaires et hôpitaux Homœopathiques. En effet, après de telles études *officielles* et *officieuses*, chacun d'eux ne serait-ils pas vraiment autorisé à se dire *Doctor in utroque jure* ?

Nous venons d'exposer l'Homœopathie telle que l'admettent les Homœopathes actuels et telle que l'avait conçue Hahnemann au début de sa carrière, dans la plénitude de son génie et avant ses fâcheuses variations. Car, pour se faire une idée juste de l'Homœopathie et de la grande différence qui existe entre les Homœopathes de la première génération et ceux de la seconde, il faut distinguer dans Hahnemann deux personnages : le Hahnemann de 1789-1810, période des découvertes et des vérités ; le Hahnemann de 1810-1843, période des erreurs et des exagérations — le réformateur allemand, né à Meissen (Saxe) en 1755 et mort à Paris en 1843, découvrit l'Homœopathie en 1789 et commença à l'enseigner publiquement à Leipzig en 1810-1820.

Les premiers Homœopathes adoptèrent servilement tous les errements du Hahnemann de la seconde période. Les Homœopathes actuels, moins enthousiastes, ont pensé non sans raison que leur maître avait bien pu, ainsi qu'Homère, sommeiller quelquefois — *Aliquandò bonus dormitat Homerus.* — Conséquemment ils se sont mis à sarcler ses œuvres, rejetant les erreurs, conservant les vérités. D'ordinaire on n'agit pas autrement quand on veut honorer un grand homme et faire servir au progrès des sciences les utiles découvertes de son génie.

Ces considérations préliminaires, on le voit, mettent en relief la différence qu'il y a entre les premiers Homœopathes et ceux d'aujourd'hui ; elles préparent aussi le lecteur à mieux comprendre l'esquisse historique et critique que nous allons faire de l'Homœopathie.

Hahnemann, à dix ans de distance, découvrit la *loi des semblables* et les *doses infinitésimales*. Voici dans quelles circonstances.

En 1789, traduisant en allemand les œuvres de Cullen, il fut frappé de mille hypothèses que l'on avait fait dans le but d'expliquer pourquoi le quinquina guérit la fièvre intermittente. Cherchant lui aussi à résoudre ce problème, en plein état de santé, il ingéra une dose de ce remède qui lui donna un accès de fièvre, avec ses trois stades ; frissons, chaleur et sueur. — Fait vérifié depuis par plusieurs médecins Allopathes (1). Il en conclut que le quinquina guérit la fièvre chez l'homme malade, parce qu'il la produit chez l'homme sain. Des expériences nombreuses sur une cinquantaine de médicaments lui démontrèrent la vérité de l'axiome hyppocratique : *Similia similibus curantur*, les semblables sont guéris par les semblables.

Conséquemment il employa dès lors les médicaments suivant cette méthode fort ancienne, mais généralement inappliquée. Pendant les dix premières années il les administra constamment à doses massives, classiques.

Cependant, ayant remarqué que les maladies ainsi traitées,

(1) Entre autres, MM. Bretonneau. (Voy. *Thérapeutique de Trousseau et Pidoux*, t. II, p. 336). — J. Guislain, *Traité sur les Phrénopathies*, p. 49. — Ed. Auber et Goedorp (voy. *Journal Hippocratique*, mars 1840, p. 431). — Mérat, *Dictionnaire de matières médicales*, t. VII, p. 677.

présentaient ordinairement une aggravation avant de guérir — la diarrhée, par exemple, traitée par les purgatifs, augmentait d'abord pour disparaître ensuite (1) — il voulut supprimer cette aggravation préliminaire parfaitement inutile, quelquefois même dangereuse. Dans ce but, il réduisit successivement les doses à 1/10e, 1/20e, 1/50e, 1/100e de leur quantité primitive et, de la sorte, arriva progressivement aux doses infinitésimales, vulgairement dites Homœopathiques, que la langue mathématique est seule capable d'exprimer. Telle fut l'origine de la découverte des doses infinitésimales, née, comme on le voit, des *nécessités* de la pratique. Cette seconde découverte de Hahnemann, peut-être plus étonnante que la première, est du reste la seule qui lui appartienne réellement ; et, un jour, elle sera son plus beau titre de gloire. Car les médicaments à doses infinitésimales développent une foule de propriétés qu'ils ne possèdent pas à doses massives ; et qui, plus est, telle substance inerte à l'état brut (silice, lycopode, sel marin, etc.) devient, ainsi administrée, un remède fort actif — fait que l'on constate sans pouvoir l'expliquer.

Les diverses doses ont chacune leurs occasions d'opportunité et, pour utiliser la *somme* des propriétés d'un médicament, il faut l'employer à toutes les doses depuis les plus massives (doses de Rasori) jusqu'aux doses les plus infinitésimales. Et parmi ces dernières on doit administrer non seulement les doses Homœopathiques ordinaires (doses allemandes, de la 1re à la 30e dilution), mais encore les doses

(1) Dans les hôpitaux militaires de Lyon on traite habituellement la diarrhée, la dyssenterie par les purgatifs, c'est-à-dire, suivant la Méthode Homœopathique. En effet, pour appliquer celle-ci, il n'est pas absolument nécessaire d'employer les doses infinitésimales ; la preuve, c'est que nous connaissons à Vienne, à Kœnigsberg, à Paris des médecins *Homœopathes* qui n'administrent les remèdes qu'à doses massives, comme Hahnemann à son début.

russes (de la 30e ou plutôt de la 100e à la 40,000^e^ dilution ; préparées d'abord par le russe Korsakoff, ensuite par l'allemand Jenichen). Ce disant, nous scandaliserons peut-être certains Homœopathes, les uns en préconisant les doses rasoriennes, les autres en recommandant les doses russes ; mais peu nous importe. Notre devoir, dans l'intérêt des malades et de la science, notre devoir nous oblige à publier hautement les enseignements de la pratique. Et s'il est un maître, le seul maître sur la parole duquel il faut jurer, à coup sûr c'est l'expérience. *Crede, Roberto experto.*

Au début, nous le répétons, Hahnemann aussi réservé que judicieux, ne touchait ni à la physiologie, ni à la pathologie. Il soutenait simplement, et de sa plume et de son exemple, qu'il venait apporter à la thérapeutique une nouvelle méthode de traitement qui, loin de supprimer les anciennes, leur venait en aide ; et, en outre, que les médicaments pouvaient être donnés, non seulement à doses massives, mais encore à doses infinitésimales.

Mais malheureusement pour la propagation de ses découvertes, il se départit de ce rôle modeste dans la seconde période de sa vie intellectuelle. En effet, vers 1810, la scène change. Hahnemann se voyant entouré de disciples enthousiastes, se pose décidément en chef d'école et en affiche bien vite les défauts habituels : l'orgueil, l'intolérance, l'exclusivisme. — Il est bien entendu qu'ici nous ne parlons que du savant et non de l'homme privé (1). — Maintenant il va jouer hardiment au réformateur. Tout à l'heure il disait, avec rai-

(1) Certains Homœopathes trouveront peut-être que nous dépeignons d'une façon irrévérencieuse la vieillesse du savant. Et pourtant nous ne faisons ici que traduire l'impression qu'il produisait à ce moment sur ses partisans eux-mêmes. A titre de preuve, citons le portrait qu'en a tracé un des premiers médecins Homœopathes qui ait propagé sa doctrine en France. En 1833 faisant, devant la *Société de médecine de Lyon*, la relation

son, ne vouloir réformer qu'une partie de la thérapeutique, partie elle-même de la médecine, mais à ce moment il ne prétend à rien moins qu'à réformer toute la médecine : *Physiologie, pathologie, thérapeutique.*

Thérapeutique. — Il n'admet plus que les seules doses infinitésimales et la loi des semblables et, désormais, considère les doses massives et les autres méthodes de traitement comme inutiles ou dangereuses.

Physiologie, — Il daigne à peine s'en occuper, l'estimant une science inutile apparemment. Et cependant, peut-on connaître l'homme malade sans avoir préalablement étudié l'homme en état de santé ?

Pathologie. — Mais ici il prend sa revanche, innovant largement dans la science des maladies. On va en juger.

Il n'admet que trois grandes maladies chroniques : la

de sa visite au Réformateur allemand, alors résidant à Koethen, il s'exprimait en ces termes :

« Je n'ai pu me défendre, en voyant Hahnemann, d'un sentiment de vénération qu'aucun homme de génie et de science ne m'a encore fait éprouver. Ses cheveux blancs, son air grave et sévère, tempéré par des manières très-affables, son front élevé, son regard vif et perçant, et le cachet ironique de son sourire révèlent bien le penseur profond, mûri par l'expérience, et le critique impitoyable qui a frappé de ses traits acérés la vaine et prétentieuse doctrine des Écoles....... J'avais besoin de voir ce grand homme, dont on a si diversement parlé, pour l'apprécier convenablement ; j'avoue que j'ai été frappé de la netteté et de la logique de ses raisonnements, de son ardente conviction, de la fraîcheur et de la vivacité de ses idées....... Mais, pour dire toute la vérité, à travers les qualités de Hahnemann, qu'on ne peut méconnaître, on distingue aussi quelques défauts ; il m'a paru *entêté, trop exclusif et susceptible de beaucoup de prévention ; ce qui peut avoir de fâcheuses conséquences chez un homme placé à la tête d'une École médicale.....* »

Ces défauts, que la vieillesse apporte quelquefois avec elle, eurent en effet « de fâcheuses conséquences chez un homme placé à la tête d'une Ecole médicale. » Le disciple zélé mais clairvoyant avait prévu très-juste ; c'est ce que nous allons démontrer.

sycose, la syphilis et la psore ou gale. La psore produit une foule de maladies symptômatiques telles que : la scrofule et l'hypocondrie, la phthisie et les hernies, le diabète et les fistules lacrymales, la myopie et la stérilité, etc., etc. Il en cite à la suite plus de 120 et dit en omettre ; pourtant, dans cette liste hétérogène, on trouve tout, depuis l'épilepsie jusqu'au plus simple rhume de cerveau. A ce compte, toutes les affections chroniques sont des manifestations de la psore, et il n'y a, en réalité, qu'une *seule* maladie chronique, la psore.

Il considère les maladies aiguës comme étant souvent, elles aussi, des manifestations de la psore et, dans tous les cas, de simples groupes de symptômes. Dès lors qu'il n'y a que des symptômes se groupant au hasard, il n'y a plus de maladies, plus de pathologie à étudier; et, au lit de chaque malade, on doit incessamment recommencer la science, comme si rien n'avait été fait avant vous. Cela explique pourquoi Hahnemann, enseignant si hardiment la médecine des symptômes, préférait, parmi ses partisans, aux médecins les laïques qui, n'ayant rien à oublier en fait de connaissances médicales, acceptaient plus complètement ses idées. Ceux-ci, en effet, suivant plus servilement les errements du maître, ne voyaient partout que psore ou symptômes de la psore. Et cela est si vrai que les Homœopathes *purs* (exclusifs) commençaient invariablement le traitement de toutes les maladies, en administrant quelques doses de soufre, le spécifique de la psore. Plaisante médecine, en vérité, et non moins plaisants médecins !

Des deux exposés que nous venons d'esquisser — exposé dogmatique de l'Homœopathie, exposé historique des deux périodes de la vie scientifique de Hahnemann — il ressort nettement ce fait, c'est que, il n'y a pas eu transformation de l'Homœopathie, mais seulement transformation, variations dans les idées de son auteur. Alors qu'était arrivée pour lui la sénilité du corps et de l'esprit, il fit une malheureuse seconde édition de l'Homœopathie (1), véritable contrefaçon de la première qu'il avait si admirablement conçue dans la maturité de son génie. Il est un âge pour la production, un âge pour le repos; vérité ignorée des grands hommes qui, arrivés au terme de leur carrière, compromettent leurs œuvres en projetant l'ombre sur la lumière. Et ceci est particulièrement applicable au réformateur allemand. En effet, après ses belles découvertes, il enfanta de fâcheuses erreurs, d'autant plus fâcheuses qu'il les émit vers la fin de sa vie. Or, c'est précisément à cette époque que sa célébrité lui attirait le plus grand nombre de disciples enthousiastes, trop souvent disposés à renchérir sur les exagérations du maître. Croyant celui-ci sur parole, ils présentèrent au monde la seconde édition de sa doctrine comme meilleure que la première. C'était vraiment le plus sûr moyen de compromettre l'avenir de l'Homœopathie que d'en montrer ainsi la caricature aux yeux du public médical et autre.

Aujourd'hui la thérapeutique nouvelle serait admise par tous les médecins, si, au début, ses partisans l'avaient exposée d'une façon plus intelligente. Comment donc cela? Le voici :

Nous avons montré plus haut Hahnemann, après avoir découvert la loi des semblables, l'appliquer d'abord en donnant les médicaments à doses massives; et plus tard administrer les mêmes remèdes à doses de plus en plus petites, arrivant ainsi progressivement à découvrir les doses infinitésimales.

Ici l'ordre chronologique des développements de l'Homœopathie en était aussi l'ordre logique. L'expérience avait enseigné à Hahnemann deux grandes découvertes — l'une après l'autre, à dix à quinze ans d'intervalle. Les premiers

(1) Nous entendons ici par seconde édition de l'Homœopathie les publications ultérieures de Hahnemann ; publications dans lesquelles il dénatura ses premières conceptions en les exagérant et en y surajoutant de fâcheuses erreurs.

Homœopathes auraient dû procédér de même en proposant la thérapeutique nouvelle à l'adoption de leurs confrères dissidents.

L'esprit humain, comme la nature, aime les transitions. Il fallait donc montrer d'abord aux médecins Allopathes, qu'un très-grand nombre de médicaments, recommandés par leur propre tradition, guérissent, en agissant suivant la loi des semblables, Homœopathiquement ; ce qu'avait du reste fait Hahnemann avec le secours de son immense érudition. Puis on devait les convaincre, tout à la fois à l'aide de la tradition et de l'expérimentation, que la loi des semblables, la méthode Homœopathique était la loi, la méthode thérapeutique la plus générale. Au lieu de rompre brusquement avec le passé, on le continuait, au contraire, en le développant, pour le faire servir aux progrès du présent et de l'avenir,

Après avoir fait admettre cette poposition préliminaire il n'y avait plus qu'à démontrer expérimentalement aux esprits ainsi préparés que les médicaments, appliqués suivant la loi Homœopathique, peuvent agir et guérir, alors même qu'ils sont administrés à de très-petites doses. De la sorte on serait arrivé progressivement à faire accepter les doses infinitésimales.

Mais, malheureusement pour la propagation de leur doctrine, les premiers Homœopathes ne connurent pas cet art des transitions, qui est aussi celui de la logique appliquée à la conduite de la vie pratique. Ils présentèrent brusquement, et de front, deux grandes découvertes à l'adoption des médecins Allopathes, deux découvertes qui, disaient-ils hautement, supprimaient, remplaçaient *toute* la médecine traditionnelle !.. C'était imiter Hahneman à son déclin.

Il était vraiment impossible de faire de la thérapeutique nouvelle, une exposition plus excentrique, plus paradoxale, et de heurter plus carrément, sur toute la ligne, les idées reçues, les préjugés admis, bref une tradition de vingt siècles.

Cette première impression a survécu dans le monde médical et autre où le seul mot d'Homœopathie rappelle immédiatement à l'esprit l'idée d'une excentricité, d'un paradoxe. Et ceci est particulièrement vrai des doses infinitésimales symbolisées par le globule — cet épouvantail des officines Allopathiques, ce point de mire de tous ceux qui, ne pouvant trouver un raisonnement, veulent du moins faire une plaisanterie.

Tel veut avaler une pharmacie Homœopathique en un jour; tel autre, plus hardi, en une séance. Un peu de réflexion préviendrait ces tristes fanfaronnades, car, chacun le sait, toute cause ne produit ses effets que dans des cas prévus. Ainsi, par exemple: une balle de plomb, dans vos mains, est un jouet d'enfant; lancée par une carabine, vous tue raide. Une allumette phosphorique, écrasée sous pieds sans inconvénients, pourra, si on le veut, incendier toute une grande ville. On le voit, la balle de plomb, l'allumette phosphorique n'amènent des résultats si divers que dans des conditions données. Il en est de même des doses infinitésimales, des globules. Administrés mal à propos, ils ne produisent aucun effet; ingérés dans des conditions données, ils deviennent des médicaments fort actifs.

Aujourd'hui, comme jadis, les doses infinitésimales sont le plus grand obstacle à la propagation de l'Homœopathie. Pour croire à l'efficacité de ces doses, on veut comprendre, expliquer leur action ; cela est parfaitement inutile. En effet, les médecins Allopathes comprennent-ils, expliquent-ils pourquoi et comment le sulfate de quinine fait disparaître la fièvre intermittente ? Non; mais ils *constatent* le fait, et cela leur suffit pour guérir leurs malades.

Les médecins Homœopathes, aussi, *constatent* l'efficacité de leurs globules, et cela leur suffit également pour guérir leurs malades.

Il est un vieux dicton, répété même par des gens qui paraissent sérieux, c'est le suivant :

— Les globules ne guérissent quelquefois que parce qu'ils agissent sur l'imagination.

— Mais comment se fait-il que ces mêmes globules puissent agir sur des malades qui n'ont pas d'imagination? sur les bœufs du Wurtemberg, par exemple, où tous les vétérinaires sont Homœopathes? Et, d'ailleurs, pourquoi les médecins Allopathes ne guérissent-ils pas leurs malades en agissant également sur leur imagination à l'aide de leurs bols doux et amers, de leurs potions parfumées, de leurs pilules dorées ou argentées — toutes préparations infiniment plus variées que le monotone globule?...

En médecine, comme dans toutes les autres sciences d'observation, tout homme sensé, fidèle à la méthode expérimentale, *constate* d'abord les faits, quitte, plus tard, à comprendre, expliquer leurs causes, s'il le peut. Pourquoi donc voudrait-on procéder en sens inverse à l'égard des doses infinitésimales : comprendre, expliquer leur action avant de la *constater*? Pour en agir ainsi, il faut manquer de bonne foi ou de logique.

Comment se fait-il que, chaque jour, l'on entende nier l'efficacité des doses infinitésimales par des médecins qui n'ont jamais mis le pied dans un hôpital Homœopathique?

Nous supposons qu'ils en agissent ainsi par irréflexion et non dans des vues intéressées. Et pourtant, bien souvent on nous répète que certains médecins Allopathes disent tout haut dans le monde que les remèdes Homœopathiques sont, suivant les besoins de leur cause, tantôt des poisons violents, tantôt du sucre ou de l'eau claire. Nous nous sommes toujours refusé à croire que des confrères pussent faire de la calomnie une spéculation.

Maintenant, revenons à la question en litige. Comprend-on, explique-t-on les phénomènes de la lumière, du calorique, du magnétisme terrestre, de l'électricité ? Non, mais on *constate* les lois de leurs développements, et c'est assez pour les faire servir à une foule d'applications utiles dans les arts, l'industrie (photographie, machines à vapeur, boussole, télégraphes électriques, etc., etc.)

Il est un phénomène physique que tout le monde connaît, produit à volonté et utilise journellemeut, et sans le comprendre ni l'expliquer. Laissons Diderot nous raconter cela dans un apologue ingénieux, bien fait pour raffermir la modestie des simples et rabaisser l'orgueil des savants, éternels faiseurs de questions :

« Des Espagnols abordèrent un jour dans une contrée du Nouveau-Monde dont les habitants grossiers ignoraient encore l'usage du feu. Ils dirent aux habitants qu'avec du bois et une autre chose ils imiteraient le soleil et allumeraient sur la terre un feu tel que celui de cet astre.

— Vous connaissez donc ce que c'est que le bois? dirent les habitants de la contrée aux Espagnols.

— Non.

— Vous connaissez donc le feu qui luit au soleil ?

— Non.

— Vous connaissez donc au moins comment le feu prend au bois ?

— Non.

— Et quand vous allumez le feu, sans doute vous savez l'éteindre ?

— Oui.

— Et avec quoi ?

— Avec l'eau.

— Et vous savez donc ce que c'est que l'eau ?

— Non.

— Et vous savez donc comment l'eau éteint le feu ?

— Non.

« Les habitants de la contrée se mirent à rire et tournèrent le dos aux Espagnols, qui allumèrent du feu qu'ils ne connaissaient pas avec du bois qu'ils ne connaissaient pas, sans savoir comment se consumait le bois; et ensuite avec l'eau qu'ils ne connaissaient pas ils éteignirent le feu qu'ils ne connaissaient pas, sans savoir comment l'eau éteignait le feu.»

. . . . Et les médecins Homœopathes emploient tous les jours les doses infinitésimales sans comprendre ni expliquer leur action, et avec elles ils traitent les maladies et... ils les guérissent. — Ce qui suffit aux malades.

Nous venons de montrer la méthode logique suivant laquelle il fallait présenter l'Homœopathie pour la faire accepter par tous les esprits. Au début, quelques rares médecins le comprirent bien ainsi, et tentèrent même de la propager comme nous l'avons indiqué; mais, malheureusement, leurs efforts isolés vinrent se briser contre ce courant de folles exagérations, où se trouvaient entraînés les Homœopathes de la première génération.

A la première apparition de la thérapeutique nouvelle dans un pays, les choses se sont toujours passées à peu près de même. Pour en donner une idée, un exemple, il suffit de raconter ce qui est arrivé dans le nôtre.

En 1830 l'Homœopathie fut introduite en France par M. le comte Des Guidi (1). Elle y apparut en même temps que le Fouriérisme et le Saint-Simonisme. A cette époque s'accomplissait une révolution dans l'ordre politique. Aussi tout d'abord ne fut-on pas très-surpris en voyant tenter parallèlement une double révolution dans le monde social et religieux, d'une part, et, de l'autre, dans les sciences médicales. Tout l'ancien ordre de choses semblait devoir être bouleversé pour mieux faciliter une rénovation universelle.

(1) Docteur ès-sciences, docteur en médecine, ancien inspecteur de l'Université à Lyon.

Cependant l'esprit français, un instant étonné de toutes ces nouveautés, reprit bien vite le dessus et, suivant son habitude, envisagea leur côté plaisant.

Il faut l'avouer, l'Homœopathie, tout d'abord, prêta beaucoup au ridicule, non pas par ce qui la constitue essentiellement, mais bien plutôt par la manière étrange, paradoxale, sous laquelle elle fut présentée. Hormis quelques-uns, tous ses prôneurs enthousiastes d'alors la compromirent au moins pour un demi-siècle aux yeux du monde et du public médical. Elle n'eut pas de pires ennemis que ses amis de cette époque, quelques-uns du moins. Et si elle n'a pas succombé sous le ridicule qu'ils ont involontairement déversé sur elle, il faut certes qu'il y ait dans cette méthode thérapeutique une grande vitalité, par conséquent une vérité bien importante. Il est même fort étonnant que pendant ces trente dernières années elle ait pu, dans notre pays, autant gagner de terrain avec des amis aussi compromettants.

Suivant les uns, c'était tout d'abord une *révélation divine!* et Hahnemann n'était rien moins que *le véritable rédempteur temporel de l'humanité!*

Suivant les autres, l'Homœopathie constituait *toute* la médecine! — alors qu'elle n'est, nous le répétons, qu'une partie de la thérapeutique, partie elle-même de la médecine. — Conséquemment ses partisans supprimaient, d'un trait de plume, toutes les connaissances médicales laborieusement acquises pendant trente siècles et précieusement conservées par la tradition.

Un homme d'esprit, qui a vu de près les Homœopathes les plus bruyants de cette époque, résumait plaisamment leur foi médicale en cet axiome imité du Coran : « Il n'y a de médecine que l'Homœopathie, et Hahnemann est son prophète. » Et il disait vrai, car, à les en croire, avant le réformateur allemand, personne n'avait su guérir un malade à moins qu'il n'eût fait de l'Homœopathie sans le savoir, comme M. Jourdain faisait de la prose. A ce compte, ainsi que nous le disions plus haut, la Providence aurait laissé la pauvre humanité sans secours médicaux, pendant six mille ans, uniquement pour donner au fils d'un peintre saxon la gloire de découvrir la *médecine!*.....

Par ce qui précède, on devine déjà quelle pouvait être la pratique médicale de ces disciples, si disposés à renchérir sur les exagérations du maître.

Les maladies ayant été supprimées par Hahnemann — ils n'avaient plus qu'à faire la médecine des symptômes. Et Dieu sait quels futiles symptômes ils poursuivaient parfois avec leurs globules! Nous n'osons vraiment en citer quelques exemples de peur qu'on nous accuse de viser à être plaisant, ce qui est bien loin de notre pensée, à cette heure.

Ils rejetaient consciencieusement toutes les médications classiques, sans faire la part des bonnes ni des mauvaises. A quoi donc pouvait servir, en effet, ce qu'ils appelaient si dédaigneusement la *vieille médecine?*

Ils n'employaient les médicaments que d'après la loi des semblables reconnus par eux comme la loi *unique* de la thérapeutique et négligeaient, de la sorte, l'utile emploi des autres médications efficaces.

Ils ne prescrivaient invariablement que les doses infinitésimales, perdant ainsi une partie de l'action des remèdes qui ont des effets, des indications si différentes suivant la dose.

En résumé, pour eux l'Homœopathie était toute la médecine, et le globule, représentant des doses infinitésimales, était toute l'Homœopathie. Le globule, pour un Homœopathe *pur*, c'était la loi et les prophètes!..... Comme bien l'on pense, c'était ici le triomphe de l'esprit français! aussi de rire et de faire rire aux dépens de cette pauvre Homœopathie, personne n'y manquait.

Mais nous n'en avons pas fini avec la pratique des premiers Homœopathes. A tout ce que nous avons dit, ajoutez encore une hygiène austère qui défendait jusqu'au parfum des fleurs; un régime alimentaire si rigoureux, qu'il proscrivait les innocents légumes du pôt-au-feu et vous obligeait, en quelque sorte, à avoir pour vous une cuisine spéciale dans votre propre famille.

Telle était, avec ses incroyables exagérations, l'Homœopathie enseignée, pratiquée en France, il y a vingt ou trente ans.

Et toutes ces maximes étranges étaient prêchées, appliquées par des laïques enthousiastes aussi bien que par les médecins; appliquées par des laïques, avons-nous dit, car l'Homœopathie c'était la médecine facile mise à la portée de tout homme de bon sens. Pour la pratiquer, inutile de connaître les maladies; il suffisait d'examiner minutieusement les symptômes présentés par le malade et de les combattre à l'aide de globules puisés dans une pharmacie de poche. Un Manuel de poche, également, vous guidait dans le choix du remède. Aussi au début voyait-on, plus nombreux que les médecins, des amateurs improvisés médecins Homœopathes traitant, qui leurs amis et connaissances, qui leur famille et leur domesticité.

Si on a présentes à l'esprit toutes ces assertions étranges hardiment soutenues, hardiment appliquées par quelques Homœopathes de cette époque, on comprendra bien vite pourquoi, aujourd'hui, en entendant prononcer le seul mot d'Homœopathie, on voit si souvent en France le sourire effleurer les lèvres, le dédain faire hausser les épaules.

Il est encore une catégorie de partisans fâcheux que la thérapeutique de Hahnemann compte parmi ses propagateurs. Ce sont ces esprits follement enthousiastes de toutes les nouveautés et qui seront les défenseurs malheureux de l'Homœopathie, tant qu'elle sera regardée comme une nouveauté. Ces gens-là, plus que tout autres, contribuent à la déconsidérer dans le monde en rejetant sur elle le reflet de leurs excentricités.

Encore une fois, pour que l'Homœopathie ait pu résister à tant de ridicules accumulés sur elle, et malgré ses amis compromettants — et les calomnies de ses adversaires — s'étendre avec une rapidité toujours croissante, il faut vraiment qu'elle constitue un progrès bien important dans le traitement des maladies. Mais, malheureusement pour elle, la première impression sur son compte a persisté dans les esprits. On a pris au mot certains Homœopathes débitant leurs extravagances ; aussi tout le monde, laïques et médecins, ne cessent-ils de les répéter comme étant l'expression exacte de la nouvelle doctrine : et chacun de les accompagner, à titre d'enjolivements, de plaisanteries surannées qui courent le monde depuis un demi-siècle et semblent toujours nouvelles à ceux qui les débitent et surtout à ceux qui les écoutent et les acceptent de bonne foi.

Mais ne critiquons pas trop amèrement les premiers Homœopathes. Peut-être, en leur temps, à leur place, eussions-nous fait de même. Ce n'est pas eux personnellement qu'il faut accuser de toutes ces exagérations, mais bien plutôt la faiblesse de la nature humaine si sujette à passer d'un excès à l'autre. Si l'enthousiasme même outré est permis, c'est bien à coup sûr quand on voit la plus grande découverte faite jusqu'ici dans le traitement des maladies, l'Homœopathie guérir rapidement, entre vos mains, des affections chroniques depuis longtemps rebelles à toutes les médications anciennes. Si pourtant des esprits trop chagrins ne voulaient pas excuser en partie les exagérations de ces disciples trop zélés de Hahnemann, nous les prions, pour les rendre plus indulgents à leur égard, nous les prions de jeter un coup d'œil rétrospectif sur l'histoire médicale de ces soixante dernières années. Est-ce que, malgré tout ce que nous avons dit, les premiers Homœopathes ne sont pas vraiment des médecins admirables comparés aux Allopathes, leurs contemporains, tous atteints, épidémiquement, de la folie Broussaisienne ! Au moins les

Homœopathes traitaient individuellement chacun de leurs malades à l'aide d'une centaine de médicaments efficaces et d'un régime fortifiant ; tandis que les Broussaisiens, l'esprit égaré par une double monomanie pathologique et thérapeutique, ne voyaient, ne traitaient qu'*une* maladie imaginaire toujours la même, *l'inflammation*, à l'aide d'*une* médication aussi toujours la même, la médication *antiphlogistique :* saignées, sangsues, diète absolue, eau de gomme. Et ils traitaient si bien la maladie et si peu le malade, que très-souvent, suivant leur expression textuelle, celui-ci mourait *guéri !* Mais l'homme le plus solide et le plus robuste aurait pu succomber à un pareil traitement.... On dit que l'Homœopathie est une médecine facile, à la portée de tout homme intelligent. Autrement facile est le Broussaisisme qui n'admet qu'*une* maladie et qu'*un* remède.

Si donc, au milieu de toutes ces exagérations en sens opposé, il y a quelqu'un d'excusable, de louable même, ce sont à coup sûr les premiers Homœopathes qui, plus que personne, ont contribué à mettre fin au règne meurtrier de Broussais, condamnant, pendant vingt-cinq ans, à la diète, la France déjà *exsangue* et faisant verser à ses malades plus de sang que ses soldats, peut-être, n'en n'ont répandu sur les champs de bataille à la même époque.

Quoi qu'il en soit, les médecins Allopathes, en voyant l'Homœopathie présentée, pratiquée, comme nous l'avons raconté, ne pouvaient certes avoir et n'ont eu, en effet, que du dédain pour elle. Cette première impression les a empêchés de rechercher ce qu'il y avait de vrai dans la nouvelle méthode de traitement. De la sorte la prévention a amené chez eux l'ignorance de la doctrine allemande, et cette ignorance préméditée a abouti à les rendre parfaitements incompétents sur la question de l'Homœopathie. Cette incompétence toute volontaire ne cessera que du jour où ils prendront la peine d'étudier *expérimentalement*, dans les dispensaires et hôpitaux Homœopathiques, la thérapeutique de Hahnemann.

Les considérations précédentes expliquent suffisamment les préventions et l'ignorance des Allopathes en fait d'Homœopathie et, dans une certaine mesure, les en excusent— même aujourd'hui, car ils se sont transmis toutes ces choses d'une génération à l'autre. En effet ils ont entendu sans cesse dans le monde leurs anciens, sur les bancs de l'école leurs maîtres dénigrant ou travestissant la nouvelle doctrine, et parfois eux-mêmes ont rencontré dans leur carrière des Homœopathes, médecins ou laïques (!), qui par leurs exagérations faisaient croire que le travestissement est la pure vérité.

Cependant, quand on a charge de guérir les malades, votre premier devoir est d'étudier toutes les médications afin de savoir les employer à l'occasion. Et cela est obligatoire pour tout homme consciencieux, alors surtout qu'il se présente une découverte thérapeutique qui constitue, comme l'Homœopathie, la plus grande réforme qui ait jamais été accomplie dans le traitement des maladies. C'est même précisément à cause de son importance, et de son étendue que cette réforme rencontre tant d'opposition dans le monde et parmi les médecins. Quand on voit un seul médicament, tel que le quinquina ou l'antimoine condamné par le parlement, mettre près d'un siècle pour se faire universellement accepter, on ne doit plus être étonné de la répulsion générale qu'éprouve l'Homœopathie, elle qui n'apporte pas seulement un ou deux, mais, du même coup, trois ou quatre cents médicaments nouveaux ou employés d'une façon toute nouvelle (1). —

(1) Aussi le bon sens public ne s'est pas mépris sur l'importance de la thérapeutique nouvelle en lui accordant, par la création d'Hôpitaux Mixtes, des salles à elle spécialement réservées. — Exception qui, jusque là, n'avait jamais été faite pour aucune méthode de traitement et que, du reste, l'Homœopathie méritait bien, ne fût-ce que pour réparer l'injustice de l'ostracisme nosocomial commise à son égard.

Deux découvertes à la fois: la loi des semblables et les doses infinitésimales!

C'en est trop pour l'esprit humain qui n'accepte que graduellement les idées jusque là non admises dans le domaine public.

Les petites découvertes thérapeutiques antérieures, c'étaient des coups de feu isolés, dirigés par des tirailleurs épars contre quelques erreurs partielles de la tradition. Mais, à l'apparition de l'Homœopathie, la scène change; c'est une bataille rangée qui s'engage au grand jour, contre presque toutes les erreurs de la thérapeutique traditionnelle. Aussi Hahnemann l'avait bien compris; c'est pourquoi, l'ambition de se faire chef d'école aidant, il avait divisé les médecins en deux camps: d'un côté, ses partisans, les Homœopathes; de l'autre, ses adversaires, les Allopathes. C'était provoquer la lutte en donnant à chaque parti un nom en guise de drapeau; aussi bien vite elle s'engagea et, à l'heure qu'il est, elle dure encore, entretenue contre l'intérêt des malades et de la science, par l'exclusivisme ou l'ignorance. Hahnemann, comme la plupart des chefs d'école, avait fait table rase du passé; comme eux il se refusa à distinguer parmi les connaissances à nous léguées par le progrès des âges, à côté d'une tradition d'erreurs, une tradition de vérités. A l'en croire, toute la médecine jusqu'à lui n'était qu'un monceau d'erreurs, lui seul apportait la vérité. Son intolérance suscita celle de ses adversaires qui aujourd'hui se refusent à reconnaître les découvertes dues à son génie et, à leur tour, accablent ses disciples de leur intolérance.

Mais parmi les médecins quels sont ceux qui provoquent, entretiennent ces préventions, cette ignorance systématique à l'égard de l'Homœopathie? Ceux qui exercent officieusement ou officiellement une autorié quelconque sur le corps médical, c'est-à-dire les vieux praticiens, les professeurs des écoles et facultés et les médecins d'hôpitaux.

Les vieux praticiens, que leur nombreuse clientèle, le

dégoût des nouveautés et la lassitude intellectuelle ordinaire à leur âge, empêchent d'étudier l'Homœopathie, s'autorisent de leur longue expérience — comme si la longueur en faisait la qualité—pour dénigrer la nouvelle thérapeutique et détourner leurs jeunes confrères de s'en occuper.

Les chaires de l'enseignement médical et autre, trop souvent considérées en France comme une *position de retraite*, sont quelquefois occupées par des hommes déjà avancés en âge, qui pendant de longues années ont consacré toutes leurs forces à conquérir ce poste où ils arrivent parfois épuisés. Vous imaginez-vous que, une fois ce but atteint, ils soient bien disposés à recommencer des études complètement nouvelles, à se remettre sur les bancs à côté de leurs élèves, à cet âge où commence à les atteindre la tiédeur sénile, hâtée par une vie laborieuse et surexcitée? Ils comptent simplement se reposer le reste de leur vie, tout en se tenant à peu près au courant de la science et en se faisant volontiers remplacer par des suppléants qui font leurs cours à leur place. Ces professeurs étudier l'Homœopathie, et pour cela se mettre en désaccord avec leurs collègues ! ils en auraient le courage que le respect humain les arrêterait — le double respect humain *moral* et *intellectuel*. Loin de là, ils ne souffrent même pas que leurs élèves subissent la contagion des idées nouvelles; mal notés sont ceux qui paraissent entachés de l'hérésie germanique.

Les médecins des hôpitaux seraient parfaitement à même d'étudier expérimentalement la thérapeutique nouvelle, mais ils s'en gardent bien, car ils ont des intérêts à ménager. Leur position présente est la filière qui conduit d'ordinaire au professorat; or, ils ne veulent pas, en s'occupant d'Homœopathie, s'attirer la défaveur des professeurs actuels qui ont droit à les présenter à l'autorité pour être leurs successeurs. Du reste, ils connaissent déjà cette petite diplomatie qu'ils ont dû employer pour arriver aux hôpitaux.

Comme on le voit, tous les membres du Corps médical, qui ont une certaine influence sur la masse de leurs confrères, en abusent; en les détournant de la nouvelle méthode thérapeutique : de là, l'ignorance générale des Allopathes sur la question de l'Homœopathie. Cette ignorance se retrouve à tous les degrés de la hiérarchie médicale : chez les praticiens et les élèves, chez les internes et les médecins des hôpitaux, chez les professeurs et dans la presse médicale et même à l'Académie de médecine. Veut-on savoir sous quelles formes elle se traduit? Nous allons en citer quelques exemples recueillis dans nos relations journalières, dans la presse médicale et dans les rapports et délibérations de l'Académie de médecine.

Un jour nous rencontrons un de nos camarades d'études, ancien interne distingué des hôpitaux qui, en conversant avec nous, entreprend une discussion sur l'Homœopathie. Nous, à qui l'expérience apprend journellement qu'une telle discussion n'aboutit à rien quand l'un des interlocuteurs ignore le sujet à discuter, nous lui répondîmes : — « Quand vous aurez étudié au moins pendant un an l'Homœopathie théoriquement dans les livres, pratiquement dans les dispensaires et hôpitaux Homœopathiques, alors seulement nous pourrons discuter sur cette question. — Alors jamais nous ne discuterons, nous répliqua-t-il vivement; vous savez bien que *je ne veux pas* m'occuper d'Homœopathie. » Ajoutez, que ce médecin, intelligent du reste, a achevé ses études à Paris, où il s'est bien gardé de suivre les dispensaires et l'hôpital Homœopathiques. Ainsi font d'ailleurs tous les étudiants en médecine qui souvent sont fort étonnés d'apprendre que depuis quatorze aus (1847) un médecin des hôpitaux de Paris applique, dans son service, la nouvelle méthode de traitement.

Un professeur de thérapeutique (!), discutant avec nous sur la découverte de Hahnemann et se voyant à bout d'arguments, voulut bien clore la conversation en nous disant, avec une naïveté dont nous lui savons gré ; « Vous savez bien qu'en fait d'Homœopathie je ne lis que le *contre* et jamais le *pour.* » Et voilà pourtant un professeur, fort instruit d'ailleurs, que sa position spéciale oblige à formuler son opinion sur la thérapeutique nouvelle. Plaise à Dieu qu'il avait avec ses élèves cette franchise naïve dont il nous a honoré !

Nous signalions un jour au rédacteur en chef d'un journal de médecine fort répandu, la remarquable ignorance dont faisaient preuve ses collaborateurs en traitant de la thérapeutique de Hahnemann : — « Comment voulez-vous, nous répondent-ils, que nous sachions l'Homœopathie? *Nous ne l'avons jamais étudiée.* — Alors, pourquoi en parlez-vous? Quel intérêt avez-vous à la dénigrer systématiquement ? Elle vous empêche donc de dormir ? »

Vous rencontrerez journellement dans le monde des médecins Allopathes intimément persuadés qu'ils connaissent parfaitement l'Homœopathie, parce qu'ils ont passé quelques soirées inoccupées à feuilleter des livres concernant cette doctrine. D'ailleurs, ils ont vu, en outre, dans leur clientèle des insuccès flagrants de la nouvelle thérapeutique, insuccès confirmant leurs opinions *à priori* sur cette méthode.

Mais que répondraient ces médecins Allopathes à des gens, médecins ou non, qui leur diraient ; « Nous avons consacré deux mois de suite à étudier l'Allopathie dans les meilleurs ouvrages classiques ; nous n'y avons trouvé que des erreurs, des hypothèses gratuites, et, du reste, les insuccès de cette méthode dans tels et tels cas, nous ont démontré son efficacité bien prévue? »

A cela ils répondraient avec beaucoup de sens : « Vous étudieriez l'Allopathie dans les livres pendant vingt ou trente mois de suite que vous ne la connaîtriez nullement. Car, pour cela, il faut encore et surtout l'étudier pratiquement au lit du malade en suivant des dispensaires, des services d'hôpitaux non pendant plusieurs mois, mais durant plusieurs années. »

A merveille. Mais, répliquerons-nous, ce que vous recommandez si justement au sujet de l'Allopathie, commencez à le faire vous-mêmes pour connaître l'Homœopathie, sinon vous serez à tout jamais incompétents pour juger cette méthode thérapeutique.

Cette incompétence, on l'observe chez la plupart des médecins Allopathes; cela ne doit vous étonner, car vous n'avez probablement jamais rencontré un seul d'entre eux qui vous puisse dire en toute sincérité : « J'ai suivi *deux* mois de suite le service d'un hôpital Homœopathique. Interrogez tous ceux que vous connaissez et vous confirmerez notre dire de votre témoignage. L'hôpital de Paris reste, depuis 14 ans, veuf de la présence des médecins Allopathes qui s'intitulent *observateurs* (?) quand même, mais à la condition de n'observer que ce qui ne contrarie pas leurs opinions. C'est le bon moyen de toujours trouver tort à leurs adversaires — en toute conscience.

Aux lecteurs qui mettraient en doute notre véracité, nous allons leur citer, pour prouver l'ignorance habituelle des médecins Allopathes sur la question de l'Homœopathie, deux autres exemples de ce fait, incontestables ceux-là, car, loin d'avoir été comme les précédents recueillis dans nos relations personnelles, ils sont empruntés, le premier à l'un des organes les plus autorisés de la presse médicale Allopathique et l'autre aux délibérations et rapports *officiels* de l'Académie de médecine.

Ainsi que nous l'avons dit plus haut, M. le docteur J.-P. Tessier, comme médecin des hôpitaux de Paris a, depuis quatorze ans, appliqué le traitement Homœopathique dans tous les services que lui a confié l'Administration hospitalière, c'est-à-dire, successivement à l'hôpital Sainte-Marguerite, à l'hôpital Baujon, à l'hôpital des Enfants. Dans ce dernier hôpital, où il donne des consultations gratuites aux indigents comme tous ses collègues, il lui arriva un jour de prescrire à un malade du dispensaire un médicament minéral, *silicea terra* (cristal de roche pulvérisé). Ladite consultation tombe entre les mains d'un médecin Allopathe, le docteur Terrier qui, au lieu de *silicea* lit *silicia*, nom dégénéré d'une « plante inerte » (*Trigonella fœnum græcum*) et aussitôt il dénonce le fait à l'animadversion publique dans l'*Abeille médicale* du 5 mars 1860. Le docteur Bossu, dans le même journal, s'associe à l'indignation de son confrère et tance vertement l'Administration des hôpitaux qui, sous sa garantie, laisse un médecin des hôpitaux abuser de son titre et de ses malades en leur administrant une « plante inerte » choisie hors du « *vieux* recueil de médicaments et de recettes, » et il conclut en disant que « c'est de la mystification à sa plus haute puissance. » — Comme on le voit, c'était une *dénonciation* en règle du médecin Homœopathe faite par les deux médecins Allopathes.

Un autre journal Allopathique, la *Gazette hebdomadaire*, ne manqua pas de blâmer l'emploi de *silicia* (toujours *silicia* au lieu de *silicea*), en assaisonnant sa critique de ses plaisanteries *à répétition* contre l'Homœopathie.

Un troisième journal Allopathique, la *Gazette médicale de Lyon*, se fit l'écho de la plaisante mystification de MM. Terrier et Bossu, en l'insérant sans commentaires dans ses colonnes.

Ainsi, voilà trois journaux Allopathiques fort considérés (l'un d'eux, la *Gazette hebdomadaire*, s'intitule : *Bulletin de l'enseignement médical, publié sous les auspices du ministère de l'Instruction publique!*) dont les rédacteurs montrent, au sujet de l'Homœopathie, une ignorance telle que, ne connaissant même pas le nom de ses médicaments les plus ordinaires, ils prennent un médicament minéral (*silicea*) pour un médicament végétal (*silicia*), qui ne se trouve pas dans son codex.—Et ils évitent soigneusement de consulter ce codex.— Et ces Messieurs ont pris charge d'instruire leurs confrères ! Comment des journaux qui se respectent osent-ils étaler ainsi dans leurs colonnes « *l'ignorance de l'Homœopathie* élevée à sa plus haute puissance » suivant une expression un peu dégénérée de M. Bossu !

Citons maintenant comme preuve de l'ignorance *systématique* de MM. les Académiciens en fait d'Homœopathie, l'exemple suivant *officiellement* consigné dans leur journal, le *Bulletin de l'Académie impériale de médecine*, n° du 11 septembre 1855. Nous copions textuellement ledit bulletin :

« Remède nouveau. — M. Robinet lit un rapport favorable sur un remède proposé par M. Allègre, propriétaire, contre les hémorrhoïdes. Un des membres de cette Commission, ayant expérimenté ce remède sur cinquante malades, en a obtenu des résultats tellement avantageux, que la commission, ayant obtenu de l'auteur de rendre sa formule publique, a cru devoir la faire connaître, ainsi que les expériences de la Commission et de deux autres membres de l'Académie, dont l'un a expérimenté sur lui-même.

« Le moyen proposé par M. Allègre est le piment commun (poivre long) qu'on donne en poudre ou en extrait aqueux, à la dose de 75 centigrammes à 1 gramme en deux doses, une le matin et une le soir. Grâce à ce moyen, les hémorrhoïdes fluentes les plus douloureuses sont bientôt réduites à l'état de tumeurs dures, sèches et indolores.

« La commission a vainement interrogé les annales de la science ; vainement elle a consulté la lumière et la pratique des savants et des médecins les plus consommés, dans le but de savoir si quelque tentative du même genre avait été faite antérieurement à M. Allègre. Le seul renseignement qu'elle ait pu recueillir sur le piment, c'est que dans certaines contrées c'est un condiment fort goûté et dont quelques personnes font un usage habituel.

« Après quelques remarques de MM. Gerdy, Piorry et Jobert, les résolutions de la Commission sont approuvées. »

Mais le malheur voulut que, presqu'en même temps, un

correspondant anonyme du *Moniteur des hôpitaux* et un des rédacteurs de l'*Art médical*, M. Gabalda, firent observer que la *découverte* de M. Allègre était connue depuis longtemps. M. Gabalda citait à l'appui de son dire un passage de la *Thérapeutique Homœopathique* de Hartmann (2 vol. in-8) conseillant contre les hémorrhoïdes le poivre long (poivre de Cayenne, *capsicum annuum*), et de plus, précisant très-nettement les indications de ce remède dans cette affection.

« Que ce fait, ajoutait malicieusement M. le docteur Gabalda, que ce fait soit un avertissement pour Messieurs les Académiciens. Beaucoup de *propriétaires* ou autres laïques étudient et connaissent l'Homœopathie, et, en cela, sont moins étrangers à la science qu'ils ne le paraissent; d'un autre côté, il n'y a guère d'académiciens qui sachent le premier mot de la nouvelle réforme thérapeutique. Il peut résulter plusieurs inconvénients de cette position réciproque. Nous n'en signalerons qu'un seul, dans l'intérêt de l'Académie : aujourd'hui c'est un *propriétaire* qui lui fait connaître les bons effets du poivre de Cayenne contre les hémorrhoïdes, demain, peut-être, un *avocat* ou un *notaire* (1), plus ou moins versé dans la connaissance des remèdes homœopathiques, lui apprendra l'action efficace du soufre, de l'acide sulfurique ou de l'arsenic dans cette même maladie, celle de l'anémone des prés, du sumac et de beaucoup d'au-

(1) Actuellement beaucoup de familles, habituées aux divers avantages de la thérapeutique nouvelle et craignant, avec raison, de ne plus trouver en voyage ou à la campagne des médecins Homœopathes, se munissent de petites pharmacies Homœopathiques et de manuels *ad hoc* pour les diriger dans l'emploi des différents médicaments. Pour donner une idée du grand nombre de personnes qui font de pareilles acquisitions, il nous suffira de citer le fait suivant. En deux ans 1859-1860 il s'est vendu à Lyon plus de *cinq cents* exemplaires du *Guide Homœopathique de Prost-Lacuzon*, sans parler des autres manuels analogues de Héring, de Jahr, etc. C'est grâce à eux que se sont vulgarisés dans le monde et même parmi les

tres contre une foule d'affections diverses, etc. que M. Robinet y prenne garde... »

Molière nous avait laissé une excellente comédie :

Le médecin malgré lui.

MM. les académiciens, renchérissant sur notre grand comique, nous donnent à leurs dépens :

Le médecin — Homœopathe — *malgré lui.*

Voilà pourtant, vu de près, quel est cet aréopage de savants que l'autorité a l'habitude de consulter sur les questions médicales dans l'intérêt de la santé publique !... N'est-il pas affligeant pour les malades, et pour la science plus encore que pour eux, de les voir animés de telles préventions contre des médecins d'ailleurs intelligents et instruits, et cela uniquement parce que ces derniers diffèrent d'opinion avec eux sur la manière de traiter les maladies. Nous venons de montrer MM. les académiciens acceptant à bras ouverts un remède nouveau d'un agriculteur, et se refusant systématiquement à consulter, sur ce même remède, des médecins qui le connaissent et l'emploient depuis quarante ans ! A quoi aboutit leur prévention ? Ils préfèrent suivre les conseils d'un *propriétaire* plutôt que ceux d'hommes spéciaux, possédant une littérature classique composée de centaines de volumes, et publiant actuellement trente journaux de médecine (édités

médecins Allopathes plusieurs remèdes, tels que : l'arnica, l'aconit, etc.

Nous n'avons pas ici à nous prononcer sur la valeur et l'opportunité de ces divers manuels, il n'y a et il ne peut y avoir qu'une opinion parmi les médecins. Mais quoi qu'on dise, on n'empêchera jamais une foule de laïques de faire de la *médecine domestique*, et, si en pareil cas il y en a une de préférable, c'est à coup sûr l'Homœopathie qui, du moins, n'est pas dangereuse, même entre les mains des ignorants.

en huit langues différentes). Et comme s'ils tenaient à prouver que ce fait de leur part, loin d'être exceptionnel, est au contraire dans l'ordre de leurs habitudes invétérées, la même année (1855), ils refusent d'accepter pour leur bibliothèque le journal mensuel l'*Art médical*, offert par ses rédacteurs, anciens internes des hôpitaux, médecins Homœopathes distingués qui, en éclectiques judicieux, choisissent impartialement, dans l'ancienne et la nouvelle médecine, toutes les médications profitables au soulagement des malades.

Connaissant l'esprit d'hostilité de l'Académie envers l'Homœopathie, vous présumez d'avance les rapports qu'elle a faits et fera sur cette doctrine, quand elle en sera requise par le Gouvernement. Ainsi, en 1825, elle détourne le ministre de l'Instruction publique, M. Guizot, d'accorder un dispensaire et un hôpital aux Homœopathes. Plus tard, vous la voyez approuver pleinement les administrateurs intolérants des hôpitaux de Bordeaux qui venaient d'expulser un médecin de son service, M. le docteur Léon Marchant, parce qu'il faisait de l'Homœopathie. Plus tard encore, vous voyez MM. les académiciens, imitant l'aveugle intolérance des Allopathes bordelais, user auprès des intendants militaires de toute leur influence pour faire chasser du Val-de-Grâce un ancien interne distingué des hôpitaux de Paris, M. le docteur Milcent, médecin civil, à qui avait été confié un service de malades, alors que la plupart des médecins militaires étaient occupés à la dernière guerre d'Italie. Mais M. Milcent était Homœopathe, crime impardonnable, comme on le voit.

Cet esprit d'hostilité de l'Académie envers la thérapeutique nouvelle a maintenant envahi toutes les Sociétés médicales Allopathiques ; nous nous contenterons d'en citer les preuves suivantes :

La *Société anatomique de Paris* a récemment exclu de son sein plusieurs membres entachés de l'hérésie Homœopathique. Il est au moins singulier de voir une société *anatomique* s'immiscer dans des questions de *thérapeutique*.

Les *Sociétés médicales* de chaque arrondissement de Paris expulsent également de leurs assemblées le confrère qui aura été en consultation avec un Homœopathe !... Cette mesure a même été appliquée une fois contre un professeur. M. Cruveilhier parce qu'il avait été en consultation avec M. le docteur J. Tessier pour le R. Père Ventura

Les médecins *orthodoxes* (!) ont organisé contre les *protestants* (!) envers la médecine officielle le singulier ostracisme préventif que nous allons raconter.

Quand un médecin concourt pour une place de professeur agrégé ou de médecin des hôpitaux, aussi capable fut-il, il est impitoyablement refusé si on le reconnaît atteint de l'hérésie Hahnemannienne: Le cas s'est présenté plusieurs fois à Paris. Il y a même mieux. Un candidat à l'une des places précitées redoute-t-il la supériorité d'un compétiteur, il évince ce fâcheux concurrent en l'accusant de ladite hérésie auprès du Jury médical, érigé de la sorte en véritable tribunal d'inquisition. Nous n'inventons pas; cela s'est vu. Cette tactique des jurys médicaux Allopathiques, ne permettra jamais aux Homœopathes d'arriver à la place de médecins des hôpitaux. Si MM. les Administrateurs veulent introduire la thérapeutique Hahnemannienne dans les services hospitaliers, ils doivent eux-mêmes prendre l'initiative en les confiant à des médecins Homœopathes, d'abord nommés à l'élection et plus tard au concours; car les premiers élus formeront un Jury qui choisira leurs successeurs.

Il y à quelques années il s'est organisé une *Association générale de prévoyance et de secours mutuels des médecins de France*, Association récemment autorisée par le Gouvernement et composée de toutes les associations locales de chaque département. A Paris siége une Commission centrale qui forme le bureau des Assemblées générales, composées par les présidents de toutes les Sociétés départementales. Comme on le voit, c'est notre système de centralisation appliqué ici à réunir en une seule corporation, tous les médecins de notre pays. D'après ses statuts, cette Association est destinée, d'une part, à venir en aide aux confrères malheureux et à leurs familles, comme toute société de secours mutuels, et, d'autre part, à maintenir les droits et l'honorabilité du corps médical, en rejetant de son sein tous les membres tarés. Le fait suivant tendrait à faire croire que cette vaste Association dévie de son double but primitif, d'une façon regrettable.

L'Assemblée générale de l'*Association des médecins de la Gironde*, dans sa séance du 30 août 1860, a écarté la candidature d'un médecin qui demandait à faire partie de l'Association, parce que le susdit confrère était *Homœopathe!*

Quelques temps après, M. le docteur Amédée Latour, secrétaire-général de l'*Association des médecins de France*, rappelait ce fait dans une *Assemblée générale* à Paris, pour prouver que l'élément *moralisateur* (?...) de l'Association commençait à se faire jour de la sorte.

Ainsi, voilà les membres d'une société médicale, scientifique qui débutent par exclure ou refuser des confrères tarés; et ils font bien. Mais non contents de cela, ils en viennent à rejeter d'autres confrères qui ont le tort impardonnable de ne point penser comme eux en thérapeutique. Ils ont d'abord commencé par condamner les personnes, maintenant ils condamnent les doctrines dans la personne de leurs représentants, et ils imposent *leur* morale — la morale d'une société scientifique!... Ces mêmes hommes qui, à l'occasion, critiquent si vertement l'inquisition, la rétabliraient-ils donc pour leur propre compte, et dans des questions *scientifiques?* Alors ils s'érigeraient, eux, majorité, juge et partie, en un vaste tribunal, pour persécuter la minorité *mal pensante*? Et pour que la parodie soit complète, ils feraient, du Bureau central de Paris, leur Commission de l'*Index*?

Telle serait pourtant la conduite de médecins qui s'intitulent *observateurs ! libres penseurs !....*

Vraiment c'est pitié de voir les hommes, quand ils sont les plus forts, opprimer les plus faibles et ne jamais se souffrir mutuellement leurs opinions individuelles. Toujours et partout l'intolérance! La persécution serait-elle donc l'élément nécessaire et douloureux du progrès? Le parfum s'exhale plus vif de la feuille que la main froisse. En serait-il de même de la vérité?

Mais nous ne voulons pas croire que l'esprit d'intolérance à l'égard de l'Homœopathie ait envahi toutes les fractions de l'*Association générale des médecins de France.* Nous aimons mieux penser que le fait plus haut cité — exclusion d'un Homœopathe par la Société médicale de la Gironde — est et sera toujours une exception, la seule, plaise à Dieu ! car nous avons meilleure opinion des partisans de l'Allopathie, et nous espérons qu'ils ne blâmeront jamais, chez leurs confrères dissidents, les Homœopathes, cette liberté de penser et d'agir qu'ils réclament si justement pour eux-mêmes, en toutes occasions.

Pour en revenir à la question en litige : si les Sociétés médicales Allopathiques éprouvent en ce moment, on l'a vu, un redoublement de ferveur pour repousser l'Homœopathie, on peut s'en affliger, mais il ne faut pas s'en étonner; car c'est la coutume traditionnelle de tous les corps savants. Ceux-ci, en effet, jouent dans les sciences le même rôle que les conservateurs en politique. — Quand on est au haut de la roue, on ne voudrait pas qu'elle tourne. — Il ne faut donc pas leur en vouloir de leur opposition systématique à toute nouveauté, car par là ils remplissent le but même de leur institution qui est de conserver intact le dépôt des sciences. Ils n'ont pas charge d'y rien ajouter. Nous pourrions citer de nombreux exemples prouvant qu'en tout temps les corps savants ont constamment rejeté les plus grandes découvertes, parce qu'elles étaient des nouveautés. Il nous suffira, pensons-nous, d'en rappeler un seul pour démontrer la vérité de cette assertion. Pour en faire l'historique nous laisserons la parole à M. Flourens qui, certes, ne sera pas suspect de connivence avec nous dans le dénigrement des corps savants, car il est lui-même le secrétaire perpétuel du plus illustre d'entre eux, l'Institut. Il est donc bien placé pour les connaître et en faire un portrait exact.

« Cette découverte (de la circulation du sang) fut une catastrophe pour nos vieilles Facultés, habituées à savourer en paix toutes les douceurs de l'antique ignorance ; elles protestèrent, se conjurèrent : ce fut en vain, leurs beaux jours étaient passés.

« .... Enfin la Faculté périt comme périssent tous les corps et toutes les républiques, par l'exagération même de son principe. Le grand but de la Faculté avait été de nous restituer la médecine *grecque* et *latine*. Ce but atteint, elle s'y arrêta obstinément et fatalement. On découvrit la chimie, l'anatomie, la physiologie modernes. La Faculté proscrivit ces sciences.

« Quand le Gouvernement voulut sérieusement les faire enseigner, il fut contraint de les faire enseigner ailleurs. On créa ou on restaura le Jardin du Roi (le Jardin des Plantes, à Paris). La Faculté proscrivit la chimie, et ce, disait-elle, *pour bonnes causes et considérations* ; le Jardin la fit enseigner dans une chaire expresse. Riolan, le premier anatomiste de la Faculté, repoussait la circulation du sang, les vaisseaux lymphatiques, le réservoir du chyle, etc.; le Jardin les fit enseigner par Dionis. Dionis nous l'apprend lui-même. « C'est là, dit-il, dans son *Épitre au Roi* (Louis XIV), que la circulation du sang et les nouvelles découvertes nous ont heureusement désabusés de ces erreurs, dont nous n'osions presque sortir, et où l'autorité des anciens nous avait si longtemps retenus. »

« Dionis nous apprend ensuite que « cet établissement, quoique des plus utiles pour le public, ne laissa pas de trouver des oppositions qui furent formées de la part de ceux qui prétendaient qu'il n'appartenait qu'à eux d'enseigner et de démontrer l'anatomie. »

« On se doute bien quels étaient ceux *qui formaient des oppositions*, et qui *prétendaient qu'il n'appartenait qu'à eux d'enseigner et de démontrer l'anatomie*. C'étaient *ceux-là* même qui poursuivaient les apothicaires et les chirurgiens, d'une guerre impitoyable, incessante. La Faculté leur fermait ses portes, le Gouvernement leur en ouvrit d'autres. »

Ne croirait-on pas entendre l'historien futur de l'Homœopathie raconter les luttes de celle-ci avec *nos vieilles Facultés?* Seulement aujourd'hui ce ne sont pas les chirurgiens ni les chimistes qu'elles repoussent, mais bien les médecins qui veulent faire profiter et leurs malades et la science de l'utile découverte de Hahnemann.

Mais si le tout puissant Louis XIV n'a pu faire enseigner par les membres de la Faculté la grande nouveauté du XVIIe siècle, les gouvernements de l'Europe moderne pourront encore bien moins faire enseigner par leurs professeurs officiels la grande nouveauté du XIXe siècle. Car, outre les Facultés, ils pourraient soulever contre eux tous les membres du corps Allopathique. Or, on sait que les médecins, en général, sont des esprits indépendants dont l'opposition, habituelle de leur part, est d'autant plus redoutable, qu'ils sont intelligents et actifs, et grâce à leurs relations journalières, exercent une influence notoire sur les diverses classes de la société. Pour ce qui concerne notre pays, par exemple, aucun des gouvernements, qui s'y sont succédé depuis trente ans, n'a voulu, en protégeant l'Homœopathie, s'attirer l'animadversion des vingt mille Allopathes français; et ils ont eu raison, à leur point de vue.

Si, comme nous le désirons, on transforme en hôpitaux Mixtes nos hôpitaux ordinaires, il en résultera un double avantage. D'abord les malheureux verront leur santé plus complètement et plus promptement rétablie, grâce aux ressources réunies de l'ancienne et de la nouvelle thérapeutique. En second lieu, nous le répétons, ces hôpitaux Mixtes deviendront des écoles-pratiques où l'on apprendra également l'une et l'autre méthode de traitement. De la sorte sera résolue cette épineuse question de l'enseignement de l'Homœopathie déjà plusieurs fois agitée et toujours pendante devant l'opinion publique. Et elle sera résolue sans compromettre en rien l'autorité auprès de l'école régnante et sans forcer les Allopathes à introduire une hérésie dans le giron de leur Eglise, hors de laquelle il n'y a pas de salut, paraît-il.

En résumé, il nous semble que nous avons prouvé surabondamment que, sur le projet des hôpitaux Mixtes, il ne faut pas consulter les médecins Allopathes, parce que, dans cette question, ils sont juges et parties, et trop personnellement intéressés; et, en second lieu, parce que, loin d'avoir sur ce point la compétence spéciale qu'on leur suppose gratuitement, ils sont, en fait d'Homœopathie, de l'ignorance la plus complète. Nous l'avons suffisamment démontré (1).

(1) Un spirituel rédacteur de *l'Art médical*, M. le docteur Davasse prétend — et l'on aura maintenant peu de peine à le croire — que les médecins Allopathes connaissent l'Homœopathie à peu près comme certain sergent le pâté *de* foie gras. Notre confrère, pour expliquer sa pensée, reproduit dans tout son cru le fameux dialogue entre ledit sergent et son subalterne :

« — *Sargent*, qu'est-ce que cette graisse qu'elle est dans des terrines jaunes, chez le marchand de comestibles ?

« — De la graisse, animal ? C'est du pâté de foie gras, tout ce qu'il y a de plus délectable ; ça coute 27 fr. la demi-livre, sans les truffes.

« — Oh ! oh ! et avec les truffes ?

« — Au poids de l'or.

« — Que vous en avez mangé, vous, *sargent* ?

« — Approximativement.

« — Je ne sais pas ce que ça veut dire.

« — Ça veut dire que je n'en ai pas mangé personnellement moi-même ; mais j'avais dans les temps un camarade de lit, qui avait un *pays* qui était un brosseur d'un capitaine qui en mangeait souvent. »

(*L'Art médical*, décembre 1860, p. 479.)

V.

RÉFLEXIONS FINALES. — CONCLUSION.

Nous regrettons bien sincèrement d'avoir été forcé, pour le gain de notre cause, de dévoiler ici publiquement l'ignorance des médecins Allopathes sur la question de l'Homœopathie. Nous avons essayé d'expliquer pourquoi existe cette fâcheuse lacune dans leur éducation médicale, et par là nous l'avons, en partie du moins, quelque peu justifiée. Pour être impartial, nous avons dû également montrer les erreurs et les torts des premiers Homœopathes : excentricités, paradoxes, exclusivisme, intolérance. Ce faisant, nous avons cru rendre justice à l'un et à l'autre camp. En racontant les erreurs, les torts que nous observions de part et d'autre, nous avons évité avec soin toutes ces récriminations qui, entre Homœopathes et Allopathes, aboutissent inévitablement à des personnalités sans profit pour les malades ni la science. Pourquoi donc aurions-nous eu des sentiments d'aigreur envers les uns ou les autres? Est-ce que tous n'ont pas à nous offrir des choses utiles pour le soulagement des malheureux qui souffrent? Cette considération seule doit nous rendre bienveillant à leur égard. Si pourtant, dans le cours de cet écrit, le lecteur a rencontré quelques expressions qui paraissent démentir notre indulgence — pour les personnes, nous le prions d'en accuser et notre vif désir d'obtenir des hôpitaux Mixtes et la forme du plaidoyer qui tolère parfois un langage passionné et enfin, la faiblesse de la nature humaine : Car, dit Montaigne, « dans tout homme il y a de l'*Homerie.* » C'est là notre excuse.

Si, parfois aussi, dans les pages qui précèdent, nous avons été amené insensiblement à soutenir l'Homœopathie contre l'Allopathie, c'est que sous la question de doctrines se trouve engagée implicitement une question d'assistance médicale, et celle-ci est le corollaire de celle-là. Pour obtenir donc tout à la fois et l'admission de la thérapeutique nouvelle dans les hôpitaux et, pour les malades, à leur entrée dans l'hospice, le droit de choisir entre l'un et l'autre traitement, nous avons dû préalablement montrer toute la valeur de l'Homœopathie au risque de rabaisser l'Allopathie. Pourtant il est bien loin de notre pensée de vouloir faire complètement rejeter l'une pour faire adopter exclusivement l'autre.

C'est qu'en effet, tous les deux offrent de précieuses ressources qu'il faut savoir utiliser pour le salut des malades. Et en disant ici hautement que *nous sommes pour le progrès dans la tradition*, nous ne faisons qu'exprimer l'opinion de la majorité des médecins Homœopathes actuels. Quand donc nous demandons l'admission de quelques-uns d'entre eux comme médecins des hôpitaux, c'est parce que nous voulons faire participer aux bénéfices de toutes les méthodes de traitement, les malades indigents qui ont si grande hâte de guérir, car ils sont l'unique soutien de leurs familles besogneuses. Pour atteindre un tel but, les médecins de l'un et l'autre camp devraient mettre fin à leurs querelles, à leur rivalité et, pour se rendre justice réciproquement, étudier également et en toute conscience, les ressources de l'ancienne et de la nouvelle thérapeutique : malades et médecins y gagneraient.

Du reste, nous espérons que, si les médecins Allopathes ne partagent pas notre opinion au sujet des hôpitaux Mixtes, ils reconnaîtront néanmoins la justesse de nos réclamations en faveur des malades indigents. Eux-mêmes, en notre lieu et place, ne manqueraient pas de les produire, peut-être plus énergiquement que nous ne le faisons. En effet, supposez-les un instant, par la pensée, eux ou leurs partisans, réduits par la maladie et la misère à recourir à la charité publique dans un pays où il n'y aurait que des hôpitaux Homœopathiques. Est-ce qu'en pareil cas ils ne demanderaient pas à grands cris leur traitement préféré, en dénonçant une lacune dans l'Assistance médicale de cette contrée? Eh! bien, ce qu'ils demanderaient alors pour les leurs, nous le demandons aujourd'hui, et avec autant de raison, pour les partisans de l'Homœopathie. Et les médecins Allopathes doivent tous les premiers, trouver très-naturelles et légitimes nos réclamations et au moins ne pas empêcher qu'on y fasse droit, sous peine de manquer à la grande maxime de justice et d'égalité: « Faites à autrui ce que vous voudriez qu'on vous fît à vous-même en pareil cas. »

Quant à MM. les Administrateurs des hôpitaux, nous espérons que toutes les considérations et documents à l'appui ici réunis, leur démontreront que notre projet d'hôpitaux Mixtes est parfaitement fondé et même particulièrement opportun pour la France où l'Homœopathie compte déjà plusieurs millions de partisans. Ils ne voudront pas refuser à ces derniers, quand ils seront pauvres, la liberté de choisir leur traitement préféré.

En effet, pourquoi les tuteurs des malades indigents n'étendraient-ils pas à leurs pupilles ce privilége— puisque hélas! privilége il y a — dont eux-mêmes usent journellement? Tout les autorise à leur faire cette concession. Car en agissant ainsi ils ne soumettront pas les pauvres à de périlleuses expérimentations : nos documents statistiques officiels de mortalité comparée prouvent le contraire. D'autre part ils n'ont aucune difficulté à appréhender dans la transformation

6

des hôpitaux ordinaires en hôpitaux Mixtes : des précédents existent qui montrent la chose facile et avantageuse. Grâce au traitement Homœopathique plus efficace, plus rapide et moins dispendieux que les médications classiques, un plus grand nombre de malades indigents seront assistés, un plus grand nombre guéris. Cette double considération doit naturellement provoquer l'application immédiate d'une réforme dans la distribution des secours médicaux, qui, dans des contrées fort différentes, a déjà reçu la sanction de l'expérience, de façon à encourager son extension, sa généralisation même. Aussi, nous l'espérons vivement, MM. les Administrateurs établiront des hôpitaux Mixtes partout où les vœux des populations les réclameront ; et à ces hôpitaux destinés au traitement des maladies aiguës, ils adjoindront, comme leur complément nécessaire, des dispensaires Mixtes où les malheureux pourront utiliser les ressources nouvelles de l'Homœopathie pour des maladies chroniques jusque-là rebelles aux médications Allopathiques.

Imitant, de la sorte, ce qui s'est fait à Vienne et à Paris dans la sphère de la charité privée, MM. les Administrateurs inaugureront, dans les régions de la charité officielle, une ère nouvelle dans l'assistance médicale. Alors on aura lieu de dire une fois de plus, en louant leur esprit d'initiative, que la Providence n'a jamais voulu qu'à un besoin nouveau manquât un homme ou une institution.

Nous avons raconté plus haut que c'étaient des œuvres particulières de charité qui, les premières, avaient conçu et appliqué ce progrès dans la distribution des secours médicaux — le libre choix du traitement, — en fondant : les sœurs de Saint-Vincent de Paul, le premier hôpital Mixte à Vienne; M. l'abbé Duquesnay, le premier dispensaire Mixte à Paris. Nous voudrions voir marcher dans cette voie de tolérance intelligente toutes les sociétés de bienfaisance privée et spécialement la plus considérable d'entre elles en France, la société de Saint-Vincent de Paul. Il ne suffit pas d'accorder sèchement aux indigents des secours en nature et en argent, comme le fait la philanthropie, mais il faut encore, le cœur venant en aide à la raison, le faire d'une façon obligeante et comme le voudraient les malheureux assistés. Car le don seul, qui plaît, agrée vraiment à celui qui le reçoit. C'est du moins ainsi que l'entend et le pratique la vraie charité.

Il serait également à souhaiter que la distribution des secours médicaux reçût cette double organisation, non seulement pour les malades complètement indigents de nos hôpitaux, mais encore pour ceux que la nécessité oblige à réunir leurs trop modestes épargnes afin d'acquitter collectivement les honoraires de leur médecin commun. Sont dans ce cas :

Les membres des sociétés de secours mutuels,

Les membres de diverses corporations,

Les ouvriers des grandes usines ou manufactures,

Les employés des chemins de fer et autres grandes administrations,

Chacune de ces sociétés pourrait s'abonner simultanément à un médecin Allopathe et à un médecin Homœopathe, rétribués chacun suivant le nombre respectif de ses clients. Les malades, comme ceux des hôpitaux et dispensaires Mixtes, auraient le droit de recourir à leur gré à l'ancienne ou à la nouvelle méthode de traitement.

Pareille liberté devrait encore être accordée aux malades des hôpitaux militaires, colléges et pensionnats, d'autant plus que nombre d'entre eux, dans leurs familles, sont habitués à se faire traiter d'après la thérapeutique bannie de ces établissements.

Si la médication Homœopathique pouvait encore être appliquée quelque part avec avantage, c'est bien certainement dans les *maisons départementales d'aliénés*, où de pauvres malheureux, d'ordinaire privés de tout traitement, guérissent seulement quand il plaît à dame nature.

PIÈCES JUSTIFICATIVES

NOTE A. (Voy. page 2.)

Historique des médications successivement admises dans les hôpitaux de 1787 *à* 1820, *par le professeur* FODÉRÉ, de Strasbourg. (*Dictionnaire des sciences médicales*, 1820, t. XLIV, p. 48-50).

« J'ai été élevé dans une secte médicale où l'on versait des flots de sang dans toutes les maladies et où l'on n'épargnait pas les purgatifs. On guérissait toutes les fois qu'on rencontrait bien, mais si le *hasard* servait mal le médecin, il perdait beaucoup de malades. Renaissant de ses cendres, vers l'époque de la révolution française, la méthode excitante et sudorifique contre laquelle Sydenham s'était si fort récrié, fut favorisée d'ailleurs par les effets vraiment miraculeux du quinquina dans certains cas. Pendant quinze ans, l'on fut *hérétique* en médecine, si l'on n'employait pas indifféremment dans toutes les maladies, le quinquina, le vin, le camphre, l'éther, le musc, la serpentaire et autres excitants plus ou moins énergiques. Plusieurs malades guérissaient aussi, et même avec une convalescence plus courte ; mais si le hasard ne vous servait pas, que d'inflammations, que de phlegmasies chroniques, lors même que le malade avait échappé à l'état aigu de son mal ! J'ai vu de grandes épidémies durant le règne de l'une et l'autre de ces méthodes exclusives, et j'ai vu les hommes moissonnés comme dans une grande bataille. Entre ces deux extrêmes naquit la méthode expectante, où le médecin n'avait presqu'à rester que comme spectateur; mais il était spectateur du mal comme du bien, et autant valait-il qu'on n'instituât pas la médecine. D'*extrême* en *extrême*, toujours en deçà ou au delà du but, *je me trouve où j'en étais il y a trente-deux ans* (1), mais avec un sentiment pénible résultant du choc de tous les systèmes, qui me ferait renoncer à l'étude de la médecine si j'étais encore élève. D'abord, incertitude dans le langage..... Incertitude dans le diagnostic, la cause et le traitement des maladies. Je suppose qu'un jeune médecin, sortant des bancs, ait une fièvre grave à traiter, il ouvre ses livres ; ici, cette fièvre est appelée essentielle; là, symptômatique; elle porte dans celui-ci le nom de typhus, dans celui-là celui d'ataxique, ou d'adynamique, ou d'adéno-méningie, ou de gastro-entérite ; là, ce sont les méninges ou la substance corticale du cerveau qui sont attaquées ; ici, c'est une phlegmasie des organes gastriques : les uns prétendent qu'il faut la guérir par des aspersions d'eau froide, les autres par des vomitifs et des laxatifs ; celui-ci par du quinquina, du camphre, du musc, celui-là par des saignées et surtout des sangsues appliquées à l'épigastre, dont on ne saurait assez renouveler l'application. Voilà donc notre docteur obligé de flotter au gré des vents, jusqu'à ce qu'une triste expérience lui ait formé une boussole. Eh ! dans quelle maladie n'éprouvera-t-il pas la même indécision ? Dans quel cas, sur quel point de doctrine, s'il consultait même les professeurs de l'École où il a reçu son titre, obtiendrait-il un avis uniforme?

(1) Fodéré a été reçu docteur en 1787, et il écrivait ces lignes en 1820.

S'agit-il des névroses, état aujourd'hui si généralement répandu ? Ici, il a appris que c'est un effet de la faiblesse des hommes de notre temps, qu'il y a aberration de l'influence nerveuse et qu'il faut des toniques et des antispasmodiques ; là, on lui dira qu'elles sont l'effet d'une inflammation chronique et qu'il faut des adoucissants et des saignées !..... Le scorbut, la goutte, le rhumatisme, etc., lui avaient été désignés comme éxigeant différents moyens thérapeutiques, suivant leurs causes et la constitution des sujets : Eh bien ! non; un praticien en crédit a tout guéri par l'antimoine, un autre par le quinquina, un autre par les purgatifs, un quatrième par un nouveau remède, un cinquième vient et dit à mon jeune adepte : « Appliquez-moi trente à quarante sangsues, et laissez le raisonnement. » Mais, tandis qu'ici tout est irritation, et qu'il ne faut appeler à son secours que des antiphlogistiques, un sixième arrive et dit : « J'ai quatorze ans d'expérience, et je vous assure qu'il n'est pas d'affection du cerveau ou des sens, tendant à devenir incurable, qui ne puisse céder à la cautérisation. » Ainsi tel est notre aveuglement; quand nous avons adopté un système qui nous séduit, nous l'appliquons à tous les maux, et nous en faisons le levier d'Archimède, etc., etc. Cependant, je le confesse hautement, il est une médecine, et une médecine toujours salutaire, avouée par l'observation et l'expérience des siècles.

Historique des médications successivement admises dans les hôpitaux de Paris de 1800 *à* 1860, *par le professeur* Lassalvy, de Montpellier. — (*Le Montpellier médical, janvier* 1859, *p.* 84). — Lettre au professeur Grisolle :

« .... J'ai le malheur, Monsieur, de ne pas être né ce matin, et j'ai déjà eu l'occasion de voir bien des choses se dérouler devant moi dans le pèlerinage de la vie. Or, en ce qui touche votre École de Paris, voici, en peu de mots, quelques-unes des révolutions ou des évolutions, — comme il vous plaira, — que je lui ai vu exécuter.

« Il y avait donc alors — c'est du plus loin qu'il me souvienne — un bruyant et emphatique personnage qui tenait en main, sinon le sceptre de la médecine, au moins le bâton de *maestro di Capella,* et qui répondait au nom de Pinel. Il va sans dire qu'il occupait les plus hautes sommités de la Médecine, officiellement parlant : chaire à la Faculté, clinique à l'Hôpital, siége à l'Institut, à l'Académie; titres, décorations, et le reste. Tout s'inspirait de lui : livres, brochures, journaux, cours officiels ou autres n'étaient qu'un reflet de la *nosographie* soi-disant *philosophique*, et jamais, de mémoire d'homme, on n'avait fait une pareille consommation de philosophie — sur la couverture des livres.

« Aux yeux de ces philosophes-là, le problème médical se posait en ces termes :

« *Une maladie étant donnée, déterminer sa place dans le cadre nosographique.*

« Et avec le calme, la sécurité d'une conscience en paix avec elle-même, on étiquetait, on décrivait les maladies comme un objet d'histoire naturelle, après quoi on les piquait proprement avec une épingle chacune dans sa case, comme on fait d'un lépidoptère ou d'un scarabée sur son bouchon de liége, et l'on allait dormir sur les deux oreilles ; que si un malade était assez mal avisé pour demander aide ou guérison, on faisait taire l'impertinent, et l'on ronflait de plus belle.

« J'ai l'air de raconter ici une légende de l'Orient; et pourtant, Monsieur, vous trouveriez encore, sans bien chercher, des gens qui me seraient garants de ce que j'avance. Il y avait bien, de ci, de là, quelques protestations obscures sur cette singulière façon d'envisager les choses ; mais comme les protestants n'avaient généralement ni places, ni cordons, ni pignons sur la rue,

> Le Dieu, poursuivant sa carrière,
> Versait des torrents de *poussière*
> Sur ses obscurs contradicteurs.

« Les choses allèrent comme cela pendant une quinzaine d'années, ce qui est énorme, au dire de M. Bouillaud, qui donne aux doctrines médicales la longévité des roses ; — lorsque tout à coup parut sur l'horizon l'*Examen* de Broussais. Le brûlot, je parle du livre, fit un effet prodigieux ; la débandade se mit au camp Pinéliste ; la pauvre *nosographie*, incendiée jusqu'à la dernière parcelle, ne laissa pas même une pincée de cendres, et le vieux Pinel, désarçonné d'un coup de cravache de son terrible adversaire, lui fit toutefois une réponse spirituelle : — il mourut.

« Broussais, devenu désormais maître du champ de bataille, commença naturellement par entonner des fanfares triomphales, abattant çà et là, d'un revers de sa flamberge, tout ce qui lui faisait obstacle, et, après avoir parcouru, nivelé, labouré et sarclé le champ de la médecine, il y sema sa graine nouvelle, je veux dire sa doctrine.

« Cette doctrine était celle-ci :

« Il n'y a point de spécificité dans les maladies, ni dans leurs causes, ni dans les médicaments ;

« Toute maladie est le cri d'un organe souffrant qu'il faut déterminer ;

Il n'y a que deux maladies : l'inflammation et la subinflammation ; encore celle-ci n'est-elle que pour mémoire et comme repoussoir ;

« Le problème se réduit à ceci :

« Où faut-il mettre les sangsues, et combien faut-il mettre de sangsues ? »

« Voilà, je l'espère, qui simplifie diantrement les choses. Eh bien ! Monsieur, c'était encore plus simple que cela, attendu que, la gastrite composant l'immense majorité des maladies, on n'avait qu'à prescrire une application de sangsues sur l'épigastre, et l'on n'avait contre soi qu'une chance sur mille. C'était magnifique !

« Toutes les maladies aiguës : fièvres, exanthèmes ; toutes les maladies chroniques : dermatoses, goutte, gravelle, névroses, etc., tout cela était gastrite ou gastro-entérite, et tout se traitait par les sangsues et la diète. Ah ! la diète, Monsieur, était une chose admirable. Quelle maladie aurait résisté à une diète plus ou moins absolue, prolongée pendant des semaines, pendant des mois entiers ? Il est vrai que le malade faisait souvent comme la maladie ; mais l'honneur était sauf ; le malade était mort dans les règles, et le médecin n'en était pas moins solide sur ses arçons. « On raconte qu'un malade vint le trouver (Broussais) et lui adressa ces paroles : « Docteur, votre régime me fatigue au dernier point, la diète me tue ; je meurs de faim à la lettre. » Broussais réfléchit un moment, puis il dit : « Allons, bête carnassière, je vais vous satisfaire. » Et il permit ..... une cuillerée de bouillon dans un verre d'eau (1). » On dira peut-être que Réveillé-Parise a voulu se gausser, et que le fait est controuvé : Hélas! il est plus que vrai, il est vraisemblable, comme disait Talleyrand. Est-ce que je n'ai pas vu, en 1830 et 1831, de malheureux jeunes gens, pleins de vigueur et de santé, atteints de maladies syphilitiques plus ou moins légères, qu'on tenait pendant des semaines et plus à l'usage exclusif de l'eau blanchie avec du lait, *cura famis !* Ce qui provoquait au Val-de-Grâce des insurrections incessantes qu'on était obligé d'étouffer par la force armée !.....

« Le règne de Broussais eut à peu près la durée de celui

(1) Réveillé-Parise ; *Études sur l'homme*, tome II, p. 253. Paris, 1845.

de Pinel, avec cette différence que celui-ci n'a pas laissé de traces, tandis que le premier a été suivi d'une mauvaise queue, comme disait M. Guizot, laquelle nous voyons se prélasser au soleil encore à l'heure qu'il est, à la honte de la médecine et aux dépens des malades !...

« Il arriva de tout ceci ce qui était facile de prévoir : l'engouement refroidi, les désastreuses conséquences de cette thérapeutique meurtrière se firent bientôt apercevoir, même des plus aveugles, et d'ailleurs les tables de mortalité parlèrent un langage assez haut pour être entendu de tout le monde.

« C'est alors que vint de Saint-Pétersbourg votre Messie, M. Louis, qui n'eut à vrai dire qu'à pousser de l'épaule un édifice lézardé et vermoulu pour le faire crouler sous lui, lui ouvrier de la onzième heure : *Sic vos non vobis....*

« Quoi qu'il en soit, M. Louis qui, par parenthèse, serait un homme de grand génie si, comme l'a dit Buffon, le génie n'était que de la patience, — M. Louis, armé de plusieurs milliers de faits bruts qu'il appelle des observations, les jeta bravement à la tête du colosse aux pieds d'argile du Val-de-Grâce, et l'assomma du coup. — Il y avait de quoi.

« Voilà donc le règne de Louis premier qui commence : Voyons la charte médicale qu'il promulgue sur les débris sanglants — c'est le mot — du Broussaisisme.

« Et d'abord sa nouvelle majesté proclame que la vérité est dans les choses et non dans l'esprit. M. Louis, faisant la nique à toutes les écoles de philosophie, assure que l'observation consiste uniquement dans l'application des sens ; que l'esprit — j'entends l'intelligence — est une chose dangereuse qu'on ne saurait tenir trop loin et, en effet, il l'a entièrement bannie de ses livres et de tous ses travaux. Observer, en médecine, c'est tenir note de tout ce qui frappe les sens : combien de fois le malade s'est tourné dans son lit, combien de fois il a toussé, craché, éternué, etc. ; faire de tout cela un dénombrement exact et complet, et ensuite compter combien de fois sur cent ou sur mille tel ou tel symptôme s'est montré, pour en déduire des moyennes.

« Quant à la thérapeutique, l'étude des signes, des indications, la détermination des constitutions médicales, tout cela est supprimé : on peut employer *ad libitum* le premier remède venu, la saignée ou l'opium, l'eau chaude ou l'eau froide, la quinine ou le mercure, ou même ne rien faire du tout, et cela dans toutes les maladies quelles qu'elles soient ; il n'y a plus seulement qu'à compter sur les doigts les morts et les guéris sous l'influence de tel ou tel remède. En vérité, le jeu de l'oie est de l'algèbre auprès de cette thérapeutique-là !

« Ainsi, opération des sens et statistique, voilà toute la médecine pour M. Louis.....

« ..... Ainsi, M. Bouillaud saigne ses malades à blanc ; M. Delaroque les évacue à outrance par le haut et le bas ; M. Piédagnel les inonde d'eau chaude ; M. Steinbrenner les abreuve d'eau froide ; M. Magendie les gorge de punch ; M. Serre de mercure ; M. Petit de quinquina ; M. Broca de quinine ; M. A. Barthez d'alun ; d'autres de lait d'ânesse ; d'autres d'alcool ; d'autres (M. Andral) ne font rien du tout... Et chacun exalte ses succès jusqu'au troisième ciel, invoquant dame statistique, qui donne raison à tout le monde. Admirable instrument pour la recherche de la vérité !

« Voilà, Monsieur, à quel point nous en sommes.

« Parlerai-je de l'organographie, de la plaisanterie et de la cacophonie de M. Piorry ? Et pourtant, Monsieur, cet homme qui paraît si ridicule, cet homme dont la présence seule provoque l'hilarité, cet homme qui se prélasse dans l'absurde comme dans son élément naturel, cet homme est le plus conséquent, le seul conséquent de tous les médecins de votre École. Oui, Monsieur, que vous le vouliez ou non, si, comme on le dit là-haut, la vie est le résultat de l'organisation, si les maladies ne sont que des lésions d'organes, M. Piorry seul est dans le vrai, l'organopathie est le dernier mot de la médecine, et la terminalogie de M. Piorry est un chef-d'œuvre, sinon d'harmonie, au moins de logique et de sens.

« Faut-il parler aussi du microscope et de la physique substitués à l'observation clinique, de la chimie organique passant fièrement de la cuisine au salon, et s'écriant comme Tartufe : la maison m'appartient ! Rappellerai-je le mépris de la tradition médicale, la substitution vaniteuse des individualités au témoignage universel des hommes et des siècles, le spectacle humiliant du mercantilisme et du charlatanisme le plus effréné..... et cette *École casse-cou, qui prodigue à pleines mains les poisons les plus énergiques ou fait subir aux malheureux patients les mutilations les plus effrayantes, sous prétexte d'opérations chirurgicales?.....*

« Voilà, Monsieur, un faible mais fidèle aperçu de cette école dont vous êtes si fiers, vous et les vôtres; son dernier mot est : anarchie et scepticisme..... »

NOTE B. (Voy. page 33.)

LISTE DES HÔPITAUX HOMOEOPATHIQUES ACTUELLEMENT EXISTANTS.

1° Hôpital Homœopathique de Philadelphie (État-Unis), fondé en 1850.

2° Hôpital *Mixte* de Chirago (Illinois, État-Unis), fondé en 1854. Les malades en entrant choisissent, à leur gré, le traitement Allopathique ou le traitement Homœopathique.

3° Hôpital Homœopathique de Boston (États-Unis), fondé en 1855.

4° Institut Homœopathique des enfants abandonnés de Philadelphie (États-Unis), fondé en 1857. — 150 lits.

5° Hôpital militaire de Cienfugos (Cuba), service du docteur Vilalba.

6° Hôpital de la Charité à Maranhao (Brésil), service du docteur Barreto.

7° Infirmerie Homœopathique des cholériques à Rio-de-Janeiro (Brésil).

8° et 9° Deux hôpitaux Mixtes à Rio-de-Janeiro (Brésil).

Seize hôpitaux en Allemagne.

10° Hôpital Homœopathique de Gyongyos (Hongrie), fondé en 1830. — 24 lits.

11° Hôpital Homœopathique de Gumpendorf, à Vienne (Autriche), fondé en 1832. — 60 lits.

12° Hôpital *Mixte* de Leopoldstadt, à Vienne, fondé en 1850. — 80 lits dont 40 pour l'Homœopathie. — Les malades en entrant choisissent le traitement qu'ils préfèrent.

13° Hôpital Homœopathique de Sechshaus, près de Vienne. — 160 lits.

14° Hôpital Homœopathique de Linz (Haute-Autriche), fondé en 1842. — 40 lits.

15° Hôpital Homœopathique des enfants, à Linz (Haute-Autriche). — 12 lits.

16° Hôpital Homœopathique de Steyer, près de Linz, fondé en 1850. — 25 à 30 lits.

17° Hôpital de la maison de correction, à Stein-sur-le-Danube.

18° Hôpital des sœurs de la Miséricorde, à Gratz (Styrie).

19° Hôpital Homœopathique de Kremsier (Moravie). — 25 à 30 lits.

20° Hôpital Homœopathique de Ne[illegible]hanitz (Bohême).

21° Hôpital Homœopathique de Brüx (Bohême).

22° Hôpital de la maison des Orphelins, à Lemberg (Gallicie).
23° Hôpital Homœopathique de Günz (Hongrie).
24° Hôpital départemental de Rains (Prusse).
25° Hôpital de Lauban (Silésie Prussienne). — 200 lits.

Six hôpitaux Homœopathiques en Angleterre.

26° Hôpital Homœopathique de Londres, fondé en 1849. (52. G[t] Ormant street, Queen Square Wc).
27° Hôpital Hahnemann, fondé à Londres en 1850.
28° Hôpital métropolitain pour les enfants, à Londres (New-Road).
29° Hôpital de Saint-James, à Doncaster, fondé en 1853.
30° Hôpital Homœopathique de Manchester, fondé en 1850 (Bloom street, Piccadilly).
31° Hôpital Homœopathique de Norwich (StStephen's Road).

Un hôpital Homœopathique en Portugal.

32° Hôpital de Saint-Joseph, à Lisbonne, service Homœopathique du docteur Luiz Jozé Corréa.

Un hôpital Homœopathique en Suisse.

33° Hôpital Homœopathique de Plain-Palais, à Genève, fondé en 1845. — 50 lits de médecine et chirurgie.

Un hôpital Homœopathique en Turquie.

34° Hôpital français, service Homœopathique du docteur Vérolot, médecin en chef de l'hôpital.

Un hôpital Homœopathique en Russie.

35° Hôpital Homœopathique de Moscou, fondé par le prince Michailowitsch Golyzoïn. — 20 lits.

Quatre hôpitaux Homœopathiques en France.

36° Hôpital de Thoissey (Ain). — 24 lits. — M. le docteur Gastier y a appliqué l'Homœopathie pendant 16 ans, de 1832 à 1848. Nommé à cette époque membre de la Législative, M. Gastier a dû quitter cet hôpital qui a cessé dès lors d'être un hôpital Homœopathique.

37° Hôpital Homœopathique, institution du Saint-Esprit, à Nice, fondé en 1858.

38° Hôpital de Bourgueil (Indre-et-Loire), transformé en hôpital Homœopathique en 1858. — 50 lits.

39° Hôpital de Carentan (Manche), transformé en hôpital Homœopathique en 1850.

40° Hôpital Homœopathique de Paris, service Homœopathique de 100 lits de M. le docteur J.-P. Tessier, à l'hôpital Sainte-Marguerite (1847-54), à l'hôpital Baujon (1854-50), et actuellement à l'hôpital des Enfants.

Lyon. — Impr. d'A. Vingtrinier.

PUBLICATIONS DU MÊME AUTEUR :

DE LA JAUNISSE, 1854, in-8.

TRAITEMENT DES MALADIES CHRONIQUES PAR LE VIN EN ALLEMAGNE (*Gazette médicale de Paris*, 1858).

L'ENSEIGNEMENT CLINIQUE EN ALLEMAGNE, particulièrement à Vienne. — Projet de réforme pour l'enseignement clinique en France, 1858, br. in-8.

DU STRABISME CHRONIQUE. Strabisme de l'œil droit ayant duré huit ans (1842-1850), guéri par la jusquiame... 1859, br. in-8.

TRAITEMENT DU STRABISME CHRONIQUE. Deux cas de strabisme guéris par le phosphore (publié dans la GAZETTE MÉDICALE DE DRESDE, *Neue Zeitschrift für Homoeopatische klinik*).

LES PARALYSIES PHOSPHORIQUES. — Paralysies produites et paralysies guéries par le phosphore. (Publié dans *Neue Zeitschrift für Homœopatische klinik.*)

VOYAGE MÉDICAL EN ALLEMAGNE. Policlinique. Doctrines médicales. Les Universités allemandes. Les professeurs. Les étudiants (mœurs et coutumes). 1860, br. in-8.

POSITION DES JUIFS DANS LE MONDE et particulièrement en FRANCE et en ALLEMAGNE dans la société, les lettres, les arts, les sciences et l'enseignement universitaire. 1860, br. in-8.

POUR PARAÎTRE PROCHAINEMENT :

TRAITEMENT DE LA SURDITÉ. Observations de guérison chez des malades de tout âge.

Lyon.— Typ. d'A. Vingtrinier.

www.ingramcontent.com/pod-product-compliance
Ingram Content Group UK Ltd.
Pitfield, Milton Keynes, MK11 3LW, UK
UKHW020252220726
13923UKWH00002B/904

9 782019 259730